# *Les addictions*

QUE SAIS-JE ?

# *Les addictions*

MATHILDE SAÏET

## BIBLIOGRAPHIE THÉMATIQUE
## « QUE SAIS-JE ? »

Jacques André, *Les 100 mots de la psychanalyse*, n° 3854
Paul Denis, *Les phobies*, n° 2946
Michel Godfryd, *Vocabulaire psychologique et psychiatrique*, n° 2739
Nicole Maestracci, *Les drogues*, n° 1514
Vincent Estellon, *Les états limites*, n° 3878

ISBN 978-2-13-058055-3

Dépôt légal – 1re édition : 2011, mars

Introduction

## L'ADDICTÉ ET LE PASSIONNÉ

De l'ensemble des conduites psychopathologiques, l'addiction est peut-être la notion qui interroge le plus les limites entre le normal et le pathologique. Entre le simple consommateur et le drogué, entre le joueur du dimanche et l'habitué des casinos, entre l'amateur de vin et le pilier de comptoirs, comment faire la différence ? La frontière entre ce qui relève des « mauvaises habitudes », des dépendances ordinaires et des vraies dépendances est difficile à tracer. Qu'est-ce qui distingue le *passionné* de l'*addicté*, comment désigner celui qui ne peut se passer de son verre de whisky de retour du travail, ou celui qui ne peut différer sa série télé préférée ? Chacun peut identifier ses propres « toxiques familiers », appréhender l'expérience de celui qui, pris dans le cercle vicieux des gâteaux apéritifs – le premier entraînant le deuxième, etc. –, entrevoit trop vite la fin du paquet, comme l'alcoolique surpris devant la bouteille vide… Chacun peut saisir cet enchaînement et ce caractère « indifférable ». Tous dépendants, mais à différents degrés ? Nos petites expériences d'*addicts* ne peuvent toutefois suffire à en déterminer le sens, car la différence avec la dépendance pathologique n'est pas simple question d'excès ou d'abus.

Alors, comment faire la différence ?

Nous sommes peut-être tous addictés, mais nous le sommes à toutes sortes de choses. Alors que le dépendant semble, quant à lui, ne plus pouvoir se satisfaire que d'un *unique* objet – mais est-ce toujours de l'ordre d'une satisfaction ? Ce n'est pas simplement l'intensité ou l'impossibilité de se soustraire à une conduite, ni l'urgence du besoin de la satisfaction qui « fait » l'addicté, mais le fait que l'objet soit devenu la source pour le sujet d'un plaisir exclusif. Certes, il peut multiplier au cours de sa vie les dépendances, mais il s'agira souvent du simple passage d'une exclusivité à une autre. Ce qui caractériserait le vrai dépendant, donc, serait cette *polarisation*, quand l'objet ou l'activité devient le but d'une vie, quand la « mauvaise habitude » se fait identité : « je bois trop » *vs* « je suis alcoolique ».

L'*addict* se comporte comme un amoureux fidèle et transi, jamais lassé… Unique objet de désir, « paradis d'un simple besoin »[1], l'objet d'addiction semble *irremplaçable*, jamais substituable par un autre, quand bien même celui-ci aurait des propriétés équivalentes. L'addicté n'a pas besoin de nouveaux horizons, de multiplier les conquêtes, peut-être parce que le besoin s'oppose à la variabilité de l'objet. Pourquoi, alors, le paradis d'un simple besoin échoue-t-il dans une impasse, pourquoi ce modèle de mariage heureux se termine toujours mal, dès lors que le *désir* se transforme en *besoin* impérieux ?

Car, précisément, l'addiction est une notion au carrefour du désir et du besoin : véritable corruption des fonctions biologiques, les addictions restent les symptômes les plus caractéristiques de la capacité propre à l'humain

1. S. Freud, « Sur le plus général des rabaissements de la vie amoureuse », *La vie sexuelle*, Paris, PUF, 1997, p. 55-65.

de pervertir certaines fonctions physiologiques en les détournant de leurs finalités naturelles (la faim, la soif, la sexualité). Les addictions sont en réalité toujours des conduites engendrées à partir d'actes ordinaires, simplement déviés de leurs missions initiales : boire, manger, jouer, acheter, se dépenser, travailler, etc. Toutes les drogues sont, par exemple, des médicaments détournés de leur usage et, sans doute le plus typique de ces détournements reste-t-il la boulimie. Seule la drogue douce la plus répandue, la cigarette, « invention totale du point de vue de l'inutilité »[1] n'a apparemment aucune autre fonction qu'elle-même – mais peut-être est-ce justement cette caractéristique qui sauve le fumeur de la stigmatisation psychopathologique ?

Paradoxale proclamation d'autonomie avec l'organique et le vital, qui échoue irrémédiablement dans l'impasse de la dépendance : les addictions traduisent ainsi la potentialité humaine à se libérer des contraintes instinctuelles pour s'abandonner à des conduites d'excès, « liberté bien relative et chèrement payée qui ne soumet le besoin au désir que pour mieux enchaîner ce dernier à la contrainte de répétition et à un jeu permanent avec la destructivité et parfois la mort »[2].

« C'est plus fort que moi ». La formule indique bien que quelque chose échappe au sujet, qu'il n'est plus totalement responsable de ses actes. Que le Moi ne soit pas toujours maître à bord, jamais tout à fait souverain, voire toujours étranger à lui-même, la psychanalyse n'a cessé d'en témoigner, et pas seulement dans les cas de

1. O. Lesourne, *Le Grand Fumeur et sa passion*, Paris, PUF, 1984.
2. M. Corcos, M. Flament, P. Jeammet, *Les Conduites de dépendance : dimensions psychopathologiques communes*, Paris, Masson, 2003, p. 76.

dépendance, mais pour tous les sujets, que leur symptôme soit névrotique, psychotique ou même quotidien (rêves, lapsus, actes manqués). Peut-être que la nouveauté ici est que l'addiction ne constitue pas véritablement un symptôme au sens psychanalytique du terme[1] – au caractère psychique distinctif –, mais plutôt un *acte-symptôme* engageant le corps de façon spécifique, le plaçant en situation d'esclavage *(addictus)*. Et ceci, non en raison des propriétés toxiques du produit – l'addiction aux jeux, au travail, aux achats et, plus encore, à la nourriture nous montre les limites d'une conception exclusivement biologique de la dépendance. « Contracter une habitude est une simple façon de parler, sans valeur d'éclaircissement ; quiconque a l'occasion de prendre pendant un certain temps de la morphine, de la cocaïne, n'acquiert pas de ce fait "l'addiction" à ces choses »[2].

La psychanalyse soutient que pour l'étude des addictions, il ne faut pas s'en tenir aux seules conduites de dépendance caricaturales, noyau dur des addictions (toxicomanie, alcoolisme), mais qu'il faut considérer tout un ensemble de *comportements* regroupés sous le terme des « nouvelles addictions ». Dès lors, il devient possible de s'interroger sur la fonction et le sens de cette activité consommatoire dans *l'économie psychique*, et de se dégager du poids des effets toxicologiques. Se faisant, elle réaffirme, encore, et toujours, que, comme tout symptôme, l'addiction ne constitue en fin de compte qu'une tentative désespérée de guérison.

1. C'est-à-dire l'expression transformée, métaphorique, d'un conflit inconscient.

2. S. Freud, « Le rôle de la sexualité dans l'étiologie des névroses », in *Résultats, idées, problèmes*, I, Paris, PUF, 1984.

Chapitre I

# D'*ADDICTUS* À ADDICTION

## I. – De l'addiction à la dépendance

Réintroduit en France à la fin du XXe siècle à la fois par la psychanalyse et par le courant anglo-saxon, le terme « addiction » n'a pas été formé, comme on pourrait le supposer, à partir d'un anglicisme, mais provient d'un vieux vocable français tombé en désuétude, qui trouve son étymologie dans le terme latin *addictus,* littéralement « dit à », au sens d'attribuer, assigner, quelque chose à quelqu'un.

Employé par le tribunal romain, *addicere* désignait plus précisément la condition « d'esclave pour dette », celui dont le corps était mis à disposition du plaignant par le juge, saisi en gage d'une dette impayée. Ainsi, l'esclave était *addictus*, « dit à », « affecté » à tel maître. Par la suite, le vieux français a prolongé cette terminologie, le terme addiction désignant la « contrainte par corps » exercée par l'autorité judiciaire sur le corps d'un individu débiteur pour l'astreindre à s'acquitter de sa dette. Simple prolongement sémantique, le terme juridique français a ainsi maintenu un lien très étroit avec le sens étymologique, devenu application concrète : le sujet victime d'addiction devait, par son corps, sous la contrainte, payer sa dette par une privation de liberté.

Progressivement, l'expression fait son apparition dans le champ médical et psychiatrique avec, cette fois-ci, un double glissement, le terme passant à la fois du domaine juridique au domaine médical, et d'un sens concret à un sens abstrait : au sens figuré, un sujet addicté à un produit devient esclave de ce produit et ce, visiblement, sans la contrainte d'un tiers. Ainsi, le drogué est celui qui est « dit à la drogue », comme le fumeur au tabac, le joueur au jeu… L'addiction, aux XVIIe et XVIIIe siècles, se réfère exclusivement à l'usage de substances psychoactives ou désigne la perte du contrôle de l'usage de la substance, l'usage compulsif de l'alcool ou d'opiacés. Toutefois, le terme reste peu usité, et, au milieu du XIXe siècle, les comportements à « tonalité » addictive sont plutôt regroupés autour d'un dénominateur commun, avec l'emploi, dans un premier temps, du suffixe « -isme » (alcoolisme, morphinisme), puis du suffixe « -mane » (les « monomanies » : alcoolomanie, morphinomanie, opiomanie, qui précèdent la toxicomanie).

Tandis que le suffixe « -isme » mettait l'accent sur l'appartenance à un système, une corporation, la « manie » souligne davantage le caractère *compulsif* du comportement (telles la mégalomanie, l'érotomanie, la mythomanie, la nymphomanie, la potomanie…) et suggère plus nettement encore la folie, la *passion*, celle qui constitue, selon les aliénistes, « la cause la plus commune de l'aliénation et qui a avec cette maladie des rapports de ressemblance bien frappants » (É. Esquirol). Car il doit bien s'agir d'une folie – et d'une énigme – pour que le sujet s'inscrive dans cette surprenante « démarche volontaire d'intoxication ».

Cette « manie de l'intoxication », la *toxicomanie*, issue du mot grec *toxikon* (désignant le poison pour la pointe des flèches), s'ajoutera en 1905 aux notions de morphinomanie, d'alcoolomanie et d'opiomanie pour les recouvrir en partie. Pour tenter de la définir, l'OMS, en 1950, mettra notamment l'accent sur cet « invincible désir ou besoin de continuer à consommer la drogue et à se la procurer par tous les moyens ». Mais, devant les difficultés pour circonscrire « l'invincible désir » d'une part, et l'utilisation restreinte du terme à la consommation de quelques opiacés et de l'alcool d'autre part, la notion de toxicomanie, inadéquate, sera à son tour remplacée en 1964, par celle, plus large, de *dépendance*. À la fois conduite pathologique et entité clinique, la notion de dépendance, décomposée en dépendances physique et psychique – souvent difficiles à démêler – a le mérite de rassembler sous un même vocable les différentes « manies » et de décrire un effet commun à l'ensemble des consommations de stupéfiants.

La notion de dépendance reste, en certains aspects, très proche de celle d'addiction : comme elle, elle est issue d'un terme juridique désignant une relation dissymétrique, un fief vassal sous le joug d'un fief dominant ; comme elle, elle indique une certaine forme d'asservissement, implique une perte de liberté. Restée célèbre, la définition de la dépendance alcoolique de P. Fouquet, la « perte de la liberté de s'abstenir »[1], affiche plus explicitement encore l'idée à la fois de *perte de libre arbitre* et de *contrainte*, faisant de la dépendance un équivalent, voire un synonyme d'addiction. Toutefois, la dépendance peut englober une multitude d'objets de passion : chacun peut en effet être tributaire, dépendant de quelque chose,

1. « Réflexions cliniques et thérapeutiques sur l'alcoolisme », *L'Évolution psychiatrique*, 16/2, 1951, p. 231-251.

être, objet, groupe, famille, institution, etc. Nous sommes, après tout, aussi dépendants de l'air que nous respirons, *et non pas* addictés. La dépendance, notamment « affective », peut ainsi être associée à n'importe quel objet ou situation ; on peut ici d'emblée souligner le fait que cette particularité semble se rapporter à la notion freudienne de *contingence* de l'objet, c'est-à-dire de son aptitude à être saisi comme substitut, et notamment substitut de l'objet du fantasme : il n'existe en effet pas d'objet préformé pour la pulsion, qui peut se fixer sur n'importe quel objet, même s'il existe une différence de degré dans cette variabilité de l'objet : tandis que les objets de la pulsion sexuelle peuvent varier à l'infini, les objets des instincts, des besoins, caractérisés par l'existence d'un schème héréditaire de comportements (manger, boire, etc.), sont relativement fixes, en tant que références à la dépendance fondamentale de l'être humain et, en premier lieu, à la mère nourricière (voir *infra*, chap. III) – dépendances psychique ou physique sont, une fois de plus, difficiles à distinguer.

Alors que le terme de toxicomanie était jugé trop restrictif, la notion de dépendance, devenue au contraire trop large et pouvant être attribuée à tout et n'importe quoi, cèdera en 1967 la place à celle de *pharmacodépendance*, terminologie qui endiguera les possibilités, limitera la dépendance aux substances. Pourtant, si l'on cherche à définir la dépendance par son objet, comme c'est le cas dans la démarche de l'OMS, sa spécificité n'en est pas moins à rechercher ailleurs, et peut-être notamment dans la notion de *contrainte*, ou de « personnalité », celle qui cumule et multiplie, parfois comme à l'infini, les dépendances – les « personnalités désespérément dépendantes de l'environnement » (M. Balint).

## II. – De la dépendance à l'addiction

La particularité de la notion d'addiction est d'avoir été progressivement réintroduite dans le champ de la psychopathologie avec des acceptions différentes, voire opposées, et actualisée à la fois par la psychiatrie nord-américaine des années 1970 et, bien avant cette date, par le courant psychanalytique anglais, au début des années 1930. Elle fait ainsi sa réapparition en France à la fois dans le champ de la psychiatrie française, largement influencée par les terminologies de la psychiatrie anglo-saxonne, et en étant réimplantée dans le langage psychanalytique français par J. McDougall en 1978 dans son ouvrage *Plaidoyer pour une certaine anormalité*.

Ni Freud ni ses successeurs directs, comme Sándor Ferenczi ou Karl Abraham, qui s'étaient aussi pourtant intéressés aux « habitudes morbides », n'avaient en effet utilisé le terme addiction. S. Ferenczi avait pour sa part évoqué en 1911 les « manifestations pulsionnelles symptomatiques », opérant ainsi un regroupement de différents comportements, comme la pyromanie, la kleptomanie et le « besoin compulsif de drogues ». On trouve en revanche l'expression « addiction aux drogues » chez Sándor Rado, dans son ouvrage de 1926 *Les Effets psychiques de l'intoxication ; un projet de théorie psychanalytique de l'addiction aux drogues*, à propos des « effets orgastiques des toxiques ». S'appuyant sur la fréquente inconstance et variabilité des « addictés » dans le choix du toxique, il utilisera plutôt par la suite le terme de « pharmacothymies », expression désignant une seule et même maladie regroupant ce qui deviendra les « polyaddictions ».

Considéré par certains comme le précurseur de la pensée de l'addiction en tant que *paradigme*, c'est à Edward Glover qu'on attribue la véritable réintroduction du terme addiction dans la clinique psychanalytique, dans un article daté de 1932, « L'étiologie de l'addiction à la drogue », dans lequel l'auteur interroge la parenté entre la toxicomanie et les constructions obsessionnelles, sous-tendues par l'économie de la contrainte, en introduisant la notion d'addiction à des « substances psychiques ». L'expression, le plus souvent limitée à l'usage d'une substance, est employée comme synonyme de *drug-addiction*, mais également parfois employée dans une logique plus contemporaine de généralisation, notamment lorsqu'elle évoque un « système addictif ».

Conjuguant l'approche théorique psychanalytique et la démarche plus descriptive et nosologique de la psychiatrie, Otto Fénichel donnera une nouvelle portée à la notion d'addiction, dans l'ouvrage *Théorie psychanalytique des névroses*, paru en 1953. Fénichel y répertorie et étudie l'ensemble des pathologies mentales, et notamment un nouveau groupe d'affections qu'il nomme « névroses impulsives ». Deux types de névroses impulsives sont distinguées, en fonction de la présence ou de l'absence d'effets chimiques des drogues : « l'addiction à des toxiques » (alcool, drogues, notamment morphine) et les « toxicomanies sans drogues », dans lesquelles sont décrites la boulimie, les joueurs pathologiques, la kleptomanie, la pyromanie, mais également les « affamés de l'amour » (la future sexualité addictive), « la manie de lire », les « fuites impulsives » (fugues). Inspirées par le modèle de Freud de 1920, ces conduites, qui s'inscrivent dans un « au-delà du principe de plaisir »[1], sont pour Fénichel l'expression de la compulsion – ou contrainte – de répétition. Ainsi, associant addictions pharmacologiques et « addictions comportementales » (I. Marks) dans un même groupe, Fénichel leur donne un fondement psychopathologique commun, élargissant au-delà des seules toxicomanies la notion d'addiction ; le terme devient *générique et trans-nosographique*, et la notion d'addiction se constitue alors, selon l'expression de M.-M. Jacquet et A. Rigaud, comme « habit d'Arlequin ».

Dans le même esprit de réunion, les termes d'addiction ou de *conduite* addictive cherchent aujourd'hui à prendre en compte la diversité de l'évolution de conduites toxicomaniaques (dans un sens élargi) qui ont vu leur prévalence fortement augmenter au cours des dernières années et débordent donc largement le cadre des dépendances aux substances. Le terme d'addiction opère maintenant un regroupement à la fois descriptif, théorique, thérapeutique et institutionnel, avec la création d'unités spécialisées dans le traitement des addictions. Ce rassemblement, dont l'un des mérites est d'opérer un décentrage par rapport à la nature des produits et de mettre l'accent sur la compréhension de la problématique psychique de ceux qui s'y adonnent, encourage ainsi une approche globale des troubles (voir *infra*, chap. II).

### III. – Le retour à *addictus*

On doit à la psychanalyste anglophone Joyce McDougall la réintroduction du terme d'addiction

1. En référence à l'article de S. Freud in *Essais de psychanalyse*, Paris, Payot, 1995.

dans le champ psychanalytique français, d'abord à propos de la sexualité addictive, puis pour l'ensemble des conduites de dépendance qu'elle examine dans son ouvrage de 1978, *Plaidoyer pour une certaine anormalité*. Cherchant dans le dictionnaire la traduction française d'addiction, elle s'étonne de n'y trouver que le terme de toxicomanie, lequel, du point de vue étymologique, se fonde spécifiquement sur la manie de l'intoxication, le désir mortifère de s'empoisonner. Or, selon J. McDougall, ce désir délétère n'est pas la visée originelle du toxicomane : fidèle à la conception psychanalytique du symptôme, elle considère que les conduites addictives relèvent au contraire, du point de vue de l'économie psychique, d'une tentative de guérison, d'une *automédication* du sujet et ce, qu'il s'agisse d'addiction à l'alcool, au tabac, à la drogue, aux autres – à leur sexe ou à leur présence. L'objet d'addiction est investi de qualités bénéfiques, voire d'amour, perçu parfois comme ce qui donne sens à la vie, offrant l'illusion de pallier les difficultés, il est saisi à chaque instant pour soigner et atténuer des états affectifs douloureux, intolérables pour le sujet. Les petites « addictions du quotidien », multiples, qui existent chez tout un chacun, ne deviennent pathologiques que lorsqu'elles s'organisent en une solution unique dont le sujet dispose. La terminologie anglo-saxonne, contrairement à la notion française de toxicomanie, insiste davantage sur le fait que le sujet addicté est bien l'esclave *d'une seule solution*, qu'il dispose d'un seul remède pour échapper à la douleur mentale.

Ce recours à l'étymologie du terme permet en effet d'ouvrir des pistes de réflexion sur la problématique addictive et, pour la pensée psychanalytique, plusieurs expressions peuvent retenir l'attention. En premier lieu, l'accent mis sur la *contrainte*, c'est-à-dire sur le phénomène compulsif incontrôlable dont l'individu se sent victime et sur la perte de liberté inhérente, en particulier celle de s'abstenir – « Je ne peux pas ne pas » extrêmement proche, mais toutefois non totalement réductible au : « Je suis obligé de » angoissé de la névrose obsessionnelle.

*Addictus* implique aussi nécessairement une référence à la dimension *corporelle*, le corps étant engagé comme substitut, comme gage d'une dette impayée – et impayable. Cette *contrainte par corps* est souvent exprimée par les patients addictés qui ressentent la contrainte émaner de leur propre corps, comme échappant à la volonté psychique, le corps se présentant comme une pompe assoiffée (alcooliques, boulimiques), ou encore qui exercent eux-mêmes une contrainte sur leur corps (anorexie, addictés du travail, amateurs de sensations fortes). Le fait que le corps en vienne à être substitut, dédié à une dette impayée et s'en retrouve asservi, met en outre l'accent sur l'existence d'une *culpabilité*, faute relevée et officialisée par une instance supérieure, un juge-censeur, qui ordonne qu'il faudra payer le prix fort – la condamnation à perdre son propre corps et sa liberté.

Ainsi, le corps « mis en dette » peut renvoyer à une certaine forme de fragilité du Moi, menaçant les fondements *corporels* du narcissisme du sujet humain. Adjuger quelqu'un à quelqu'un d'autre, c'est le condamner à l'asservissement, à l'assujettissement, c'est aussi le vouer jusque dans la nomination à quelque chose ou à quelqu'un d'autre ; derrière la voie passive « être donné à », « dit à », se dessine un sujet qui est fatalement destitué et ramené à une condition inférieure, jusque dans la *perte d'identité* : *ad-dictus* désigne, identifie le sujet à l'acte de parole qui l'a attribué (je *suis* toxicomane, je *suis sex-addict*) et réduit son identité à une chose, un produit ou un comportement.

Chapitre II

# CLINIQUE DES ADDICTIONS

## I. – Florilège d'addictions

Au-delà des dépendances classiques à des substances (drogues, tabac, alcool, psychotropes), on peut relever une multitude de conduites qui entraînent des dépendances, sans la présence de toxiques. On peut ainsi être addicté aux aliments (boulimie) ou à l'absence d'aliments (anorexie), aux jeux d'argent et vidéo (la cyberdépendance), aux achats, à la sexualité, au travail, au sport, à une relation amoureuse – ou à l'amour en général –, à la psychanalyse… Ou encore : aux scarifications (automutilations), aux actes criminels (meurtres en série), au suicide. Certaines formes de cleptomanie, ou de trichotillomanie (arrachage compulsif des cheveux) ont pu également être considérées comme des conduites addictives.

Véritable inventaire « à la Prévert », ces « toxicomanies sans drogues », ces « addictions comportementales » ou encore « nouvelles addictions » permettent de mettre en lumière les multiples spécificités de la problématique addictive. Quelques unes – les plus emblématiques – sont présentées ici. Précisons qu'il ne s'agit pas d'être exhaustif quant à chacune des « vignettes » addictives, d'en faire l'exposé complet et fidèle – les caractéristiques mêmes de cet ouvrage ne nous en offrent, en tout état de cause, pas l'occasion – mais qu'il s'agit plutôt chaque fois d'en relever quelques aspects distinctifs, afin d'illustrer différentes facettes de la problématique addictive : la fuite sensorielle du toxicomane, la honte de l'alcoolique, le besoin de punition des joueurs pathologiques, la problématique d'incorporation des boulimiques, le mécanisme compulsif des acheteurs pathologiques et des addictés du sexe.

## 1. Les addictions aux substances

A) *L'alcoolisme* – « La planète suivante était habitée par un buveur. Cette visite fut très courte, mais elle plongea le petit prince dans une grande mélancolie :

– Que fais-tu là ? dit-il au buveur, qu'il trouva installé en silence devant une collection de bouteilles vides et une collection de bouteilles pleines.
– Je bois, répondit le buveur, d'un air lugubre.
– Pourquoi bois-tu ? lui demanda le petit prince.
– Pour oublier, répondit le buveur.
– Pour oublier quoi ? s'enquit le petit prince qui déjà le plaignait.
– Pour oublier que j'ai honte, avoua le buveur en baissant la tête.
– Honte de quoi ? s'informa le petit prince qui désirait le secourir.
– Honte de boire ! acheva le buveur qui s'enferma définitivement dans le silence. »[1]

1. A. de Saint-Exupéry, *Le Petit Prince*, Paris, Gallimard, « Folio », 2000, chap. XII.

« Toute honte bue » ; l'expression vient étayer les propos de l'alcoolique du *Petit prince* : l'ivrogne boit pour oublier qu'il boit, la substance semble agir comme pour dissoudre la honte, « sentiment qui colle aux alcooliques tout autant que leur alcool »[1]. Le vice est toujours condamné, l'alcoolique irrémédiablement soumis au regard impitoyable et censeur de l'autre, qui n'aura de cesse de dénoncer ses excès. Si l'alcoolique a honte, c'est notamment parce qu'il ressent une impuissance à contrôler son propre corps, qu'il apparaît comme un « autoexilé dans un corps impropre »[2]. Désigné comme celui qui a perdu la liberté de s'abstenir de boire, cette perte de liberté souligne une fois de plus la servitude de celui qui est devenu esclave de lui-même, ou plutôt d'une partie de lui-même, désignée comme coupable : « Moi, c'est ma langue. Ma langue elle a le goût de l'alcool, elle a envie de boire, c'est là que ça se passe, c'est ma langue », ou encore : « Moi, j'ai été abstinent douze ans et pendant douze ans, j'avais un bras qui avait la gangrène et il avait été coupé. Je croyais en être débarrassé, et voilà qu'il a repoussé ! Comment m'en débarrasser, maintenant ? »[3] Clivage de la psyché, rejet de la responsabilité hors de soi, imputée à une zone corporelle ou carrément à un « autre soi », dont on ne s'est pas assez méfié, et qu'on ne peut plus maîtriser :

« Il y a toujours un deuxième personnage qui est là, derrière vous, qui vous guette jusqu'à la fin de vos

1. M. Monjauze, *Comprendre et accompagner le patient alcoolique*, Paris, in Press, 2001.
2. F. Perrier, « Thanatol. Un déni de soi donné à soi-même », *Le Mont Saint-Michel*, Paris, InterÉditions, 1973
3. M. Monjauze, *op. cit.*

jours, il est là, derrière vous… On croit qu'il s'endort, qu'il est mort, qu'il n'existe plus, qu'il est parti, qu'il est enterré, avec la bénédiction de tout le monde et de vous en particulier, et pof ! D'un seul coup, on ne sait pas pourquoi, il vous rechoppe au collet et c'est là que c'est dangereux. »

La discorde entre le docteur Jekyll et Mister Hyde fait rage et il est parfois difficile de distinguer les deux : l'alcoolique se transforme-t-il en loque inhumaine dès son poison avalé, ou se maintient-il au contraire dans une pseudonormalité grâce à sa potion lui permettant de compenser l'état de manque, souvent consommée à la sauvette afin d'assurer au mieux le quotidien ? Le *delirium tremens*, syndrome confusionnel potentiellement mortel, qui se traduit par un état d'agitation et par la présence d'hallucinations visuelles le plus souvent cauchemardesques, peut aussi bien se manifester comme une conséquence de l'état de manque, lors d'une abstinence prolongée, que d'une consommation excessive, le manque et l'excès se conjuguant pour se rejoindre aisément chez l'alcoolique.

Même si beaucoup d'alcooliques « tiennent » (ou « se tiennent par ») l'alcool, et s'il faut aussi distinguer vraie dépendance alcoolique et simple abus d'alcool, la plupart des sujets alcooliques semblent bien opérer une transformation en Mister Hyde : l'alcoolisation conduit le sujet à sortir de lui-même, à ne plus savoir se contenir, à exposer des agissements ridicules ou dégoutants, à asséner des propos obscènes, à afficher une déchéance… « Dans un état d'excitation intense et dépourvu de mots, gonflé, turgescent, rouge violacé, raide comme un piquet, quoique chancelant ; il s'agite, crie, vomit, et ça sent mauvais. Il salit tout et s'endort dans la saleté. »[1] Présentant des comportements aussi déviants que régressifs, comme en dehors de toute pudeur et morale, l'alcoolique, revenu à lui-même, a fatalement honte. Nombreux sont les auteurs à souligner l'existence inévitable de préjugés des cliniciens vis-à-vis du patient alcoolique (A. De Mijolla, S. Shentoub), la relation complexe à ce « patient difficile », qu'on ne peut s'empêcher de condamner, et qu'on rejette souvent, à ces « malades décevants »[2], qui « replongent », qui « n'ont pas de parole », au « surmoi exigeant, mais soluble dans l'alcool » (E. Simmel).

L'alcool ne permet pas seulement une amnésie de la honte : Dionysos introduisit le vin parmi les mortels « pour délivrer les malheureux hommes de leur chagrin » (Euripide, *Les Bacchantes*), pour anesthésier leur souffrance, comme dans *L'Assommoir* de Zola. L'absorption d'alcool constitue, selon Freud, « une mesure d'insensibilisation »[3], permettant de lutter contre la prise de conscience ; elle représente ainsi une économie pour le psychisme et facilite, sans que trop d'énergie psychique ne soit donc dépensée, une mise sous silence de la douleur. La conduite alcoolique représenterait ainsi, tout comme la toxicomanie, une automédication, une lutte contre la dépression, mais au prix d'une autodestruction plus grave encore, une sorte de « dévastation du Moi »[4].

1. F. Perrier, *op. cit.*
2. E. Bergler, *Psycholgy of Gambling*, New York, Hill & Wang, 1957.
3. S. Freud, *Nouvelles remarques sur les psychonévroses de défense*, Standard Édition, 1896, III, p. 173.
4. S. Rado, « La psychanalyse des pharmacothymies », *Revue française de psychanalyse*, 1975/4, p. 603-618.

« Peut-être celui qui ne souffre d'aucune névrose n'a-t-il pas besoin d'ivresse pour étourdir celle-ci »[1] : l'alcoolisme est, selon Freud et ses successeurs, notamment K. Abraham et S. Ferenczi, la conséquence et non la cause des névroses ; l'alcoolisme, ainsi que les autres toxicomanies peuvent effectivement être considérés comme des états morbides, mais non en raison des quantités toxiques absorbées, qui ne constituent qu'un phénomène secondaire de la maladie. Les véritables mobiles du besoin compulsif de drogues seraient à rechercher dans les difficultés rencontrées dans la vie sexuelle du sujet (S. Ferenczi).

Freud avait déjà souligné la fonction substitutive de l'alcool, faisant office de suppléant d'une pulsion sexuelle réprimée. L'alcool aurait ainsi principalement pour fonction de combler un manque de satisfaction sexuelle ; il constitue un objet substitutif massivement investi en un mouvement qui le promeut unique objet de satisfaction. Paradis d'un simple besoin, l'alcool ne lasse pas, alors que la relation de l'amant à son objet sexuel est différente, parsemée de déception : « quelque chose dans la nature de la pulsion sexuelle n'est pas favorable à la réalisation de la pleine satisfaction »[2], tandis que la relation à l'alcool offrirait le modèle d'un « mariage heureux », « d'harmonie la plus pure » :

« Que l'on pense, par exemple, à la relation qui existe entre le buveur et le vin. N'est-il pas vrai que le vin offre toujours la même satisfaction toxique, que la

1. S. Freud, *L'Avenir d'une illusion*, Paris, PUF, 2004.
2. S. Freud, *Sur le plus général des rabaissements de la vie amoureuse*.

poésie a si souvent comparé à la satisfaction érotique – comparaison d'ailleurs acceptable d'un point de vue scientifique. A-t-on jamais entendu dire que le buveur fût contraint de changer sans cesse de boisson parce qu'il se lasserait bientôt d'une boisson qui resterait la même ? Au contraire, l'accoutumance resserre toujours davantage le lien entre l'homme et la sorte de vin qu'il boit. Existe-t-il chez le buveur un besoin d'aller dans un pays où le vin soit plus cher ou sa consommation interdite, afin de stimuler, par de telles difficultés, sa satisfaction en baisse ? Absolument pas. »[1]

L'alcool s'apparenterait ainsi à une sorte de résolution illusoire des problèmes amoureux, comme si le sujet avait enfin pu trouver un objet qu'il puisse aimer sans défaillance… Souvent au détriment de la femme : le buveur qui « tient le coup », « boit comme un homme » est souvent objet d'admiration ; mais l'alcool libère la libido tout autant qu'elle rend l'homme impuissant. L'orgueil de l'homme qui boit permet en réalité, selon Freud, de masquer son impuissance devant la femme. « Bien souvent, c'est après avoir été déçu par une femme qu'un homme en vient à boire, mais cela revient à dire qu'en général il recourt au cabaret et à la compagnie des hommes qui lui procurent alors la satisfaction émotionnelle lui ayant fait défaut auprès d'une femme. »[2]

L'alcool qui « lève les inhibitions » réactiverait ainsi la composante homosexuelle de la pulsion dans les effusions sentimentales des hommes ivres – soulignées par

1. *Ibid.*

2. S. Freud, « Remarques psychanalytiques sur l'autobiographie d'un cas de paranoïa », *Cinq psychanalyses*, PUF, 1911, rééd. 2010, p. 460.

les plaisanteries obscènes et les pulsions voyeuristes et exhibitionnistes (K. Abraham). Le bistrot, comme le chante Jacques Brel dans *Jef* (1964), devient ainsi le lieu privilégié de la rencontre avec les hommes, conçu comme espace d'expression masquée d'une homosexualité inconsciente, vivement rejetée par la conscience de l'alcoolique, déniée et projetée à l'extérieur d'où elle reviendra sous forme d'accusations imaginaires, en particulier lors des fréquents délires de jalousie alcooliques : « Si les (autres) hommes deviennent les objets d'un fort investissement libidinal dans son inconscient, il s'en défendra alors au moyen d'un troisième mode de contradiction : "ce n'est pas moi qui aime l'homme – c'est elle qui l'aime" et il suspectera sa femme d'être en relation avec tous les hommes qu'il est lui-même tenté d'aimer. »[1] Cette homosexualité latente, soutenue par une organisation narcissique de la personnalité, a aussi été considérée par certains comme une « pseudo-homosexualité », sorte « d'homosexualité spéculaire, essentiellement reliée à la confirmation éperdue d'une certaine image de soi que les malades alcooliques ne peuvent pas construire et qu'ils doivent chercher, comme l'alcool, au-dehors »[2].

Cette « homosexualité spéculaire » résulterait d'une angoisse devant l'hétérosexualité, devant la différence anatomique des sexes, difficile à élaborer psychiquement. A. de Mijolla et S. Shentoub insistent ainsi sur l'existence de zones « muettes », « matrices de territoires douloureux, mortels, menaçants pour l'unité du Moi »,

1. *Ibid.*, p. 460-461.
2. A. de Mijolla, S. Shentoub, *Pour une psychanalyse de l'alcoolisme*, Paris, Payot, 1973.

sur l'existence de parties du corps hors symbolisation, hors langage. Un alcoolique, « ça n'a pas de parole », peut-être précisément parce que « ça ne dit rien », parce que le langage a des difficultés à se déployer dans l'espace analytique (J. Clavreul). L'alcoolisme est une conduite qui comporte en effet un aspect très régressif, qui évoque un temps prélangagier, le temps de l'oralité – incarné par le terme « biberonner », en créole, ou du « biberon », pour désigner la bouteille : la fixation orale, dont Freud a souligné l'importance dans la genèse de l'alcoolisme, révèle un temps d'identification primaire avec la mère particulièrement intense et marqué par une grande dépendance à l'objet, « succédané de la relation sexuelle qui porte en elle son échec et sa fin misérable »[1]. Ultime dédommagement du sevrage, l'alcool met au premier plan la symbolique des liquides, des humeurs vitales (le sang « de la vigne », le sperme, le lait, la sève). Comme dans le mythe des Danaïdes, l'alcoolique est un tonneau percé qu'il faut sans cesse « abreuver ».

B) *Les toxicomanies* – « Je pris un grand flacon d'éther. Au bout de quelques minutes, je crus entendre un murmure vague qui devint bientôt une espèce de bourdonnement, et il me semblait que tout l'intérieur de mon corps devenait léger, léger comme de l'air ; qu'il se vaporisait. Ma tête était devenue le champ de lutte des idées. J'étais un être supérieur, armé d'une intelligence invivable, et je goûtais une jouissance prodigieuse à la constatation de ma puissance » (Maupassant, *Rêves*, 1882).

1. P. Fouquet, « Réflexions cliniques et thérapeutiques sur l'alcoolisme », *L'Évolution psychiatrique*, 16/2, 1951, p. 231-251.

Alors que le *toxikon* incarne le poison, le mot « drogue », lui, proviendrait du néerlandais *droog* représentant une sorte de préparation pharmaceutique générique pour la confection des médicaments. Poison ou médicament : le terme anglais *drug* joue aussi sur cette ambivalence car il est aussi bien employé pour désigner les médicaments que les stupéfiants. La double référence étymologique semble ainsi dévoiler le fait que les toxicomanes seraient des sujets qui se soignent tout autant qu'ils se nuisent, que la drogue est *aussi* un médicament de l'âme, « un bouclier contre la souffrance »[1], qu'elle ne se constitue pas comme un *toxikon* exclusif, mais bien plus comme le *pharmakon* grec, à la fois remède et poison, substance potentiellement conservatrice et destructrice.

Le recours au *pharmakon* contient toujours l'espoir d'une guérison et son envers. D'ailleurs, aucune drogue n'est un pur poison : toutes les drogues peuvent être consommées sans problème pour la santé, à condition évidemment que le contexte de cette consommation offre les garanties de la maîtrise de l'usage. Il existe d'ailleurs des drogues légales (tabac, alcool) et même des drogues-médicaments, prescrites (tranquillisants, somnifères, antidépresseurs, anxiolytiques) mais détournées de leur usage de soin et utilisées à but toxicomaniaque. Il existe également des drogues « culturelles », celles dont la consommation toxique, à caractère sacré ou religieux, favorise une expérience mystique.

Si le terme toxicomanie a tendance aujourd'hui à regrouper toutes les dépendances aux drogues, et rend

1. S. Rado, *op. cit.*

souvent compte d'un soubassement théorique clinique commun, on peut observer que chaque substance garde sa spécificité – comme l'indique le vocabulaire caractéristique utilisé par les sujets – dans la relation que le sujet dépendant entretient avec elle. Il y a les stimulantes, les sédatives, les hallucinogènes, les euphorisantes, les anesthésiantes, les délirogènes... Une classification des drogues, en France, a été établie par Delay et Deniker (1958), selon trois catégories ;

les *psychodysleptiques* regroupent les « délirogènes » (cannabis, hallucinogènes : LSD, mescaline, psylocybine ou psilocybine, et la phencyclidine). Ces drogues n'entraîneraient pas de dépendance physique observable – ni désir impétueux ni augmentation des doses –, mais plutôt une dépendance psychique qui pourrait se traduire, dans le cas du cannabis, par un repli sur soi, un désintérêt pour le monde. Les hallucinogènes entraînent quant à eux des modifications sensorielles intenses, telles que des hallucinations visuelles, les principaux effets négatifs restant les angoisses lors de la « descente », le *bad trip* (littéralement un « mauvais voyage ») contenant angoisses, phobies, sentiments de persécution ;

les *psychoanaleptiques* regroupent les « stimulantes » (cocaïne, amphétamines, *speed*, et dérivés, dont ecstasy, antiparkinsoniens de synthèse, khat). La plus connue, la cocaïne, drogue dite « festive », du « luxe » et de la « performance », procure une sensation d'éveil, de maîtrise de soi, d'augmentation des capacités intellectuelles et de la lucidité – le héros cocaïnomane par excellence étant Sherlock Holmes, celui dont l'intelligence aiguë permet des interprétations brillantes –, augmente la vigilance et gomme toute sensation de fatigue. Chef de file des « nouvelles drogues », l'ecstasy ou MMDA est souvent considérée comme une « drogue sociale », ayant une action euphorisante et augmentant les capacités de communication et d'empathie. Après l'excitation, comme toutes les drogues stimulantes, apparaissent des sentiments de lassitude, des idées dépressives, un abattement, voire des idées suicidaires, incitant à recourir une nouvelle fois au produit initial ou à des substances sédatives ;

*les psycholeptiques* rassemblent les stupéfiants (opium, morphine, héroïne, codéine), les barbituriques, les tranquillisants ou hypnotiques et les solvants organiques (alcool, éther...). Ils procurent généralement une sensation de bien-être, de paix intérieure, un apaisement des tensions psychiques, un isolement et un repli sur soi – le sujet « plane », au sens où il survole la réalité. La dépendance qu'entraîne l'héroïne demeure le modèle de ces toxicomanies : elle provoque dès la première prise un état très fugace de bien-être intense, décrit comme sensation orgastique et appelé « flash », état que le sujet s'évertue à retrouver, sans jamais y parvenir. D'abord objet de plaisir et de sensation – période dite de la « lune de miel », le sujet fait la connaissance de la substance, sa « nouvelle épouse », de ses différents effets, est comblé par elle – l'héroïne devient rapidement objet de besoin, un anesthésique qui prémunit contre l'état de manque, sensation également très intense, entraînant un profond malaise psychique et des douleurs physiques. Entre plaisirs et souffrances, les sensations extrêmes s'organisent en un mode de vie avec des conséquences sociales désastreuses, l'usage régulier désorganisant peu à peu l'existence sociale, psychique et corporelle, la drogue se faisant à présent plutôt « partenaire de galère ». Risque d'overdose (pouvant entraîner comas et arrêts respiratoires), risque d'infections multiples (hépatites, VIH) ou d'injection de produits à l'origine incertaine, avec, dans tous les cas, une dégradation physique générale, l'acte toxicomane interroge ce jeu avec la mort, cette volonté de défier le destin que représente la conduite ordalique (voir *infra*, chap. III).

Économie psychique qui place la sensation au premier plan, la clinique toxicomane semble afficher son indifférence pour le registre de la pensée et de la représentation. Les contenus de l'expérience subjective de « l'extase chimique », fréquemment indicibles, soutenus par des termes nébuleux (« planer », « défonce », « flash » ou *craving* – désir violent et irrépressible, etc.), seraient assimilables à un mélange de sensations de détachement, de soulagement et de jouissance, de plaisir intense et instantané – alternés avec des états de douleur du manque et de dépossession de soi. Qu'il s'agisse de la déréalisation de l'expérience hallucinogène, de l'anesthésie des opiacés, de l'euphorisation des psychostimulants, l'expérience psychotrope offre à la fois une sensation physique de plaisir et une expérience de distorsion des rapports à l'autre, au temps, à l'espace et au corps, processus de détachement passager entre la réalité et le vécu subjectif.

Ce « voyage sensoriel » indicible a naturellement inspiré des écrivains comme Maupassant, avec l'usage de l'éther, et suscité des expérimentations au service de la création littéraire, comme Henri Michaux avec son « œuvre mescalienne », mais aussi d'autres illustres utilisateurs tels Antonin Artaud ou Jean-Paul Sartre. Michaux, qui se confronte à la difficulté de saisir l'expérience toxique, expose sous forme poétique les sensations ressenties sous l'effet de la mescaline, en dépeignant un état de stimulation corporelle extrême, véritable « Tour de Babel des sensations », et traduisant par écrit, grâce à la métaphore englobante de l'eau, son « immersion dans un fluide torrentiel », son envahissement par la mer, avec laquelle il fusionne :

« Il reçoit à plein flot. Ses canaux se remplissent. C'est une sorte de miséricorde. Et c'est comme un ensoleillement. Vaste venant d'un incroyablement vaste : il se passe une insémination cosmique. Une immense tranquillité a atterri. Fusion des oppositions. Plus d'obstacles. Telle une eau infiniment calme, qui se mettrait périodiquement en mouvement, d'un mouvement infiniment petit… Désarmant, l'Infini. Et cet Immense navigue » (*Misérable miracle*, 1956).

Hors du temps et du monde. Les sujets semblent trouver un soulagement, un apaisement radical d'une tension interne. Les effets des « paradis artificiels » se constituent en une sorte d'absence du monde, une « mise en congé » de la pensée par une camisole de satisfaction, une forme d'oubli de l'être. Cette mise en latence, ce temps suspendu favorise une focalisation sur le corporel disloqué, désarticulé, une pseudoprésence, parfois jusqu'à la description d'une « mort vivante » :

« Je descends l'escalier, m'enferme dans les toilettes, tire la chasse d'eau pour masquer le bruit que provoque l'extraction des comprimés, place ces derniers dans ma bouche, ressors, fais couler l'eau, bois plusieurs gorgées de manière à tout avaler, essuie mes mains, remonte l'escalier et me cale en face de ma bière. Je me sens déjà beaucoup mieux. Non pas que la codéine agisse si vite – il faut compter au moins une demi-heure pour que les effets se fassent sentir –, mais je sais que dans mon corps, le compte à rebours a commencé, que celui-ci est inéluctable, que chaque seconde qui s'évanouit me rapproche du non-être, de la non-pensée, de la béatitude, de la mort. Ou plutôt de la mort vivante. Où rien ne vous atteint, où vos neurones, coupés du centre, le contemplent, sourire niais aux synapses, axones débandés, cerbères gardant mes entrées de toute invasion de neurotransmetteurs, sensibilité en berne, intelligence en berne, bite en berne. Mais souffrance psychologique et physique au cagibi, enfermée à double tour. »[1]

Tel un philtre d'oubli, la quête toxicomane se « présente comme une entreprise de dissolution du représentable, de destruction de la pensée et du langage, et non comme une prodigieuse machinerie destinée à activer les forces obscures du rêve »[2]. Débranchée, court-circuitée, la psyché semble ainsi, selon S. Le Poulichet, solliciter un état d'inertie, une logique de l'immédiateté, une abolition de la temporalité, le *pharmakon* représentant une « suppression toxique »[3] de la douleur ; dans la hiérarchie que Freud établit parmi les « briseurs de soucis », l'intoxication chimique est peut-être « la méthode la plus grossière, mais aussi la plus efficace »[4].

## 2. **Les addictions comportementales**

A) *La passion du jeu* – Reconnue tardivement par les classifications psychiatriques anglo-saxonnes,

1. D'après A. Morel, *Prévenir les toxicomanies*, Paris, Dunod, 2000.
2. A. Brun, *Henri Michaux ou le corps halluciné*, Paris, Sanofi-Synthélabo, 1999.
3. *Toxicomanies et psychanalyse*, Paris, PUF, 1987.
4. S. Freud (1930), *Le malaise dans la culture*, Paris, PUF, 2004.

l'addiction au jeu n'a été isolée comme entité pathologique et intégrée dans le DSM-III qu'en 1980. Les jeux de hasard et d'argent, le *gambling* anglais – Loterie, *bingo*, machines à sous, roulette, boule, *baccara*, *black jack* – sont pourtant le parfait archétype des « toxicomanies sans drogues ». Ils offrent toutes les caractéristiques d'une réelle dépendance, sans qu'aucune substance ne participe à cet état d'assujettissement dans lequel se trouve définitivement engagé le sujet.

Comparée à la toxicomanie dès le début des années 1930 par quelques psychiatres, déconcertés par cette passion dans laquelle certains joueurs, avides de sensations fortes que donne le « gros coup », se sont progressivement trouvés entraînés, la passion du jeu est décrite par ses adeptes comme offrant une vibration spéciale, une sensation de « jouissance et d'étourdissement »[1] :

« Quand le joueur gagne, son visage s'illumine et se rajeunit totalement ; les plis s'effacent, les yeux se mettent à briller. Et aussitôt après le joueur reprend une attitude de guetteur, une tension [...]. Cette alternance, ce mouvement palpitant de perte et de gain, est l'essence même du jeu. Il y passe le flux et le reflux des passions » (S. Zweig, *vingt-quatre heures de la vie d'une femme*).

Théodule Ribot, notamment, a évoqué cette fièvre des grands joueurs, affamés d'aventure et de prise de risque, cette exaltation que suscite le jeu, qui « donne l'illusion de la richesse comme le vin l'illusion de la force [...]. Le besoin invincible de tenter le hasard

1. Madame de Staël, *Œuvres complètes*, vol. III : « De l'influence des passions », 1830.

devient prédominant »[1]. Le grand frisson se transforme progressivement en besoin. Car, si l'excitation cesse, c'est réellement de manque que souffre le joueur, au point d'en ressentir tous les symptômes : envie irrépressible de jouer et nervosité et irritabilité, signes physiques (céphalées, troubles intestinaux). De plus, comme avec le toxique ou l'alcool, le jeu devient rapidement le seul intérêt du joueur ; plus rien ne l'arrête, « les jeux sont faits ». Irrémédiablement, tandis que ses différentes activités quotidiennes se désorganisent, toute la vie est dominée et réglée pour et par le jeu : les temps morts sont employés à la planification des prochaines tactiques, à la remémoration des précédentes, alors que, dans le même temps, le joueur altère ses relations amicales, sabote son mariage, perd son emploi, compromet ses possibilités d'étude ou de carrière, etc. « Rien ne va plus » : les promesses d'arrêt (jamais tenues) s'enchaînent, l'obsession du jeu gagne du terrain, le besoin de jouer toujours plus, pour « se refaire », ou pour retrouver sa dose de sensations fortes, enferme peu à peu le sujet dans son aliénation. Les pertes d'argent s'accumulent, le poussant à dissimiler l'ampleur réelle des dépenses et de ses habitudes de jeu.

Ce cycle habituel, comme une destinée fatale commune à chaque joueur, semble s'organiser en quatre étapes successives et préétablies (R. Custer)[2]. Une première phase de *gain*, avec, très souvent, à l'origine, une chance initiale inattendue. Ce gain important, appelé *big win*, induira chez le joueur un optimisme déraisonnable

1. T. Ribot, *Essai sur les passions*, 1907.
2. R. Custer, « Profile of the pathological gambler », *Journal of Clinical Psychiatry*, vol. 45, n° 12, 1984.

et injustifié ; il tentera par la suite de revivre cette expérience, en espérant même gagner davantage. Durant cette période, le joueur a tendance à nier les pertes, interprète les gains comme résultant de son habileté, de sa clairvoyance ou de sa persévérance. C'est ce « gros gain », interprété comme un signe du destin qui, selon certains auteurs, transformerait le joueur occasionnel en joueur pathologique. Ne correspondant pas à une somme d'argent, mais plutôt au point de départ d'un changement de perception du jeu, ce gain incite le joueur à croire en sa « bonne étoile », à penser qu'il peut gagner de l'argent en jouant : le casino, comme le souligne un joueur, devient « un espace où, d'une seconde à l'autre, tout peut changer »[1].

Puis survient la phase dite de la *chasse*, celle qui ruine le joueur : la chance « tourne », l'espoir de « se refaire », toujours plus intense, entraîne un surcroît de dettes, obligeant le joueur à multiplier les emprunts (et les mensonges) auprès des banques ou des amis – ces prêts peuvent toutefois être assimilés par le joueur comme une sorte de *big win*, l'engageant à le remiser aussitôt. Confrontés à des difficultés sociales, affectives, professionnelles et financières, niant leur état de dépendance, quelles que soient leurs pertes, les joueurs persistent à croire en leur chance et engagent une grande énergie dans le jeu, alimentée par le souvenir des gros gains. Avec les dettes abyssales contractées, face au manque d'argent et aux difficultés affectives et familiales se manifestent ensuite des *épisodes dépressifs*, avec des risques de passages à l'acte importants – actes illé-

1. J. Adès, M. Lejoyeux, *Encore plus ! Jeu, sexe, travail, argent*, Paris, Odile Jacob, 2001.

gaux pour financer sa pratique, ou même tentatives de suicide.

La dernière phase correspond à une certaine forme d'*abandon*, avec le renoncement aux fantasmes de gains et de réussite : résigné, le sujet semble alors percevoir l'impossibilité de rembourser les dettes, mais continue souvent malgré tout à jouer, pour le plaisir du jeu et l'ambiance des lieux.

S'il n'existe pas de portrait-robot du joueur, surtout depuis l'accessibilité et la démocratisation des jeux *on line* sur Internet, certains auteurs, comme R. Custer, ont tenté d'établir une typologie du joueur pathologique : le joueur serait ainsi un sujet au sens pratique très développé, ayant acquis une position sociale à responsabilité, présentant un haut niveau d'énergie lui permettant d'entreprendre plusieurs activités de front, avec un goût pour les activités de compétition et du risque. Le portrait, bien que caricatural, a le mérite d'indiquer que le joueur n'a *a priori* rien du naïf facilement illusionné par les promesses alléchantes des casinos, ou du mercenaire à la recherche de la fortune : le goût pour le jeu n'a en fait souvent rien à voir avec la quête d'argent. L'argent, « le pactole », certes, a son importance. Mais contrairement au spéculateur, le joueur ne semble pas véritablement chercher à s'enrichir en faisant fructifier son gain. Au contraire, cet argent paraît même lui brûler les doigts, il le rejoue immédiatement, comme s'il cherchait au fond à s'en débarrasser, à le dilapider.

À rebours des motivations conscientes – l'appât du gain, l'idée que la vie, après tout, n'est qu'un jeu, etc., justifications mises en avant par les joueurs et dans lesquelles s'inscrivent directement les conceptions cognitivo-comportementales – la pensée psychanalytique défend l'idée que le joueur *ne cherche en réalité pas le gain, mais la ruine.* Considérant le symptôme névrotique comme témoignant de conflits inconscients et porteurs d'une certaine forme de satisfaction, la psychanalyse met ainsi en avant chez ces sujets la recherche inconsciente de l'échec, qui aurait pour finalité de soulager un profond sentiment de culpabilité.

Dès 1928, à travers l'étude du *Joueur* de Dostoïevski, Freud avait en effet mis en lumière les soubassements de la personnalité de l'écrivain, marquée par une attitude ambivalente envers le père, « faite de soumission et de vœu de mort », et la conduite masochiste de recherche de punition face à ces désirs. Dans les cas de « passion pathologique » ruineuse, le jeu prend valeur de conduite d'autopunition, de châtiment de soi-même, en lien avec une agressivité meurtrière envers le père-rival (Freud, *Dostoïevski et le parricide*). Ainsi s'éclaire la séquence cyclique d'accès frénétique de jeu, en alternance avec des phases de remords : l'agression inconsciente est suivie d'un besoin d'autopunition, impliquant chez le joueur la nécessité psychique de la perte (voir *infra*, chap. III).

Cette rébellion contre la « loi parentale » se traduirait directement, chez tout joueur, par une « rébellion latente contre la logique »[1], comme peut l'illustrer le discours paradoxal d'Étienne, patient ruiné, placé sous tutelle, qui « joue parce qu'il a de la chance »[2]. Fascination pour le hasard, confiance déraisonnable en leur pro-

1. E. Bergler, *op. cit.*
2. J. Adès, M. Lejoyeux, *Encore plus ! Jeu, sexe, travail, argent*, Paris, Odile Jacob, 2001.

pre chance : il est frappant d'observer les attitudes des joueurs de casino, qui, comme le soulignent J. Adès et M. Lejoyeux, « ont l'air de savoir ce qu'ils font, ce qui est paradoxal quand on connaît l'immanence du hasard ».

Autre exemple, même paradoxe : celui de Marc, dont l'entreprise organise ses assemblées générales dans un grand hôtel, non loin d'un casino. « Il se souvient avec émotion de son premier *jackpot* : vacarme des sirènes, les filles qui l'embrassent, les employés, le champagne… le directeur qui remet le chèque. » Mais surtout, ingénieur de formation, il cherche une technique pour ne pas perdre et a mis au point un système où il doit jouer quitte ou double dès lors que son gain dépasse trois fois sa mise. Marc est un « joueur scientifique », qui note scrupuleusement les numéros sortis, et qui se réfère aux lois des séries en attribuant aux numéros de la roulette des affinités électives : (le 0 suit souvent le 36), choisit tel croupier qui « boule bien », etc. Pendant des mois, il a gagné sans changer de tactique ; puis, naturellement, a commencé à perdre, en jouant de plus en plus. « Il gardait pourtant confiance en sa méthode. Interrogé sur la performance de sa martingale, Marc hésite et pense qu'elle n'est pas mauvaise pour peu qu'on joue moins que lui. »[1]

« Quoi de plus terrible que le jeu ? Il donne, il prend : ses raisons ne sont point nos raisons. Il est muet, aveugle et sourd. Il peut tout. C'est un dieu. Il a ses dévots et ses saints. S'il les dépouille cruellement, ils en imputent la faute à eux-mêmes, non à lui. “J'ai mal joué”, disent-ils.

1. *Ibid.*

Ils s'accusent et ne blasphèment pas » (Anatole France, *Le Jardin d'Épicure*, 1894).

Chaque gain vient en effet confirmer le fait que les tactiques utilisées sont les bonnes, mais chaque perte est attribuée à un manque d'attention, au fait d'avoir mal joué… Persuadé qu'il peut prédire le moment du gain, et d'ailleurs qu'il mérite de regagner l'argent perdu – ou même que le jeu lui doit son argent – le joueur reste convaincu que jouer est le plus sûr moyen de gagner (« 100 % des gagnants ont tenté leur chance »). Les études cognitives (voir *infra*, chap. IV) soulignent cette illusion de contrôle, l'existence de croyances erronées, tandis que les psychanalystes – notamment P. Aulagnier, R. Tostain, M. Valleur – insistent de leur côté sur l'étrange relation qui lie le joueur et le hasard, dans un combat « quasi olympique »[1], grâce à des calculs obscurs obéissant à une logique irrationnelle, le joueur semble ainsi chercher à dompter le hasard, « plutôt qu'apprivoiser son murmure séducteur »[2]. Pour P. Aulagnier, c'est justement parce que le joueur n'accepte pas le doute, parce qu'il refuse obstinément le concept de hasard, qu'il se passionne pour les jeux ; puisqu'il ne consent pas aux limites de son pouvoir de connaître et de prévoir son futur, ce sont les jeux qui auront pour tâche de se prononcer sur sa chance ou malchance, victoire ou défaite, vie ou mort.

« Les joueurs instaurent une relation positive vis-à-vis du hasard, mais un hasard nié en tant que tel et

1. M. Valleur, « Le jeu comme une drogue », *Jeux de hasard et société*, actes du colloque pluridisciplinaire organisé à l'université de Reims-Champagne-Ardenne, 9-10 mars 2006, Paris, L'Harmattan, 2008.

2. C. Bucher et J.-L. Chassaing « Addiction au jeu : éléments psychopathologiques », *Psychotropes* 3/2007 (vol. XIII), p. 97-116.

transformé en une entité maternelle et protectrice, la chance ou la fortune. Il s'agit de s'en remettre corps et âme à une puissance extérieure pour la maîtriser ou en être l'élu, la laissant décider de son droit à la vie ou à la possibilité de sa mort. »[1] S'en remettre au hasard, défier le destin : la passion du jeu s'apparente à une version *soft* d'un jeu avec la mort.

B) *Les troubles alimentaires*

*a) La boulimie.* Terrifiée à l'idée de prendre du poids, Béatrice ne pense pourtant qu'à manger toute la journée. Elle se pèse plusieurs fois par jour, lutte contre le désir de manger, mais sombre irrémédiablement dans des crises où elle avale tout ce qu'elle trouve, pourvu que cela soit le plus bourratif possible : pâtes, riz, semoule, mélangés à du beurre et à de l'huile pour que cela « passe » plus facilement, parfois avec du sucre, de la confiture et du chocolat, sans oublier le pain, les brioches, les croissants… Elle avale tout cela d'un trait, sans penser à rien, presque sans reprendre son souffle, fouillant dans les réserves, ouvrant des boîtes de conserve pour ne pas interrompre le « gavage », au cas où ce qu'elle a préparé ne lui suffirait pas. Elle absorbe cette nourriture jusqu'à l'épuisement, jusqu'à avoir l'impression que son ventre va éclater. Alors, elle va se faire vomir – elle y parvient d'ailleurs sans beaucoup d'efforts. Aussitôt après, elle est envahie par une sensation de douce somnolence, de détente. Mais cet apaisement est de courte durée, et l'angoisse resurgit bientôt, accompagnée d'un sentiment de solitude

1. M. Valleur, *op. cit.*

absolue et un dégoût profond, total de son corps, de son comportement. Pour le chasser, elle s'empresse d'avaler un somnifère ou bien recommence une nouvelle crise… (D'après P. Jeammet).

Le tableau clinique de la boulimie, littéralement : « faim de bœuf », décrit dès 1873 par C. Lasègue, demeure très majoritairement féminin (dix femmes pour un homme), avec une apparition à l'adolescence. Les épisodes boulimiques, dont le déroulement est assez stéréotypé, peuvent être hebdomadaires ou quotidiens, et s'enchaînent parfois jusqu'à atteindre quatre crises à la suite. Un sentiment de tension pénible, d'abord, qui comprend une forme d'excitation mal définie, souvent assimilée à un état de manque, à laquelle s'ajoute l'envie irrépressible d'absorber de la nourriture, sans faim véritable. Puis la crise, proprement dite, avec une sensation de perte de contrôle, qui concerne aussi bien la quantité d'aliments absorbée que la vitesse d'ingestion. Les aliments sont ingurgités à la hâte, en cachette et souvent dans le plus grand désordre. Ils sont fréquemment consommés tels quels, non chauffés, engloutis parfois jusqu'à l'étouffement. Enfin, l'arrêt de la crise, quand il ne reste plus rien à avaler, ou bien quand les sensations de remplissage deviennent trop douloureuses. Surgissent alors les regrets, la honte, la culpabilité, le temps des « bonnes résolutions » : *La grande bouffe* laisse la place au dégoût, aux affects dépressifs et à un malaise corporel important : céphalées, nausées, douleurs d'estomac, extrême fatigue. Le sommeil et/ou les vomissements provoqués se chargent alors d'effacer le souvenir…

Parfois définie comme « toxicomanie alimentaire », la boulimie présente, à bien des égards, une grande similitude avec les conduites addictives. Les patientes expriment d'ailleurs elles-mêmes des sentiments de dépendance et de perte de contrôle, se plaignent d'être sous l'emprise d'un besoin étrange et envahissant qui les met dans une sorte d'état second. Les pensées obsédantes sont permanentes, les boulimiques sont chroniquement affamées et préoccupées par la nourriture, en parlent sans cesse, en rêvent, ruminent à propos du dernier excès, etc. Tant et si bien que l'on a pu considérer que, chez ces sujets, l'alimentation avait été détournée de sa fonction première, la nourriture remplissant, en dernier lieu, la fonction de drogue. Mais la clinique indique que la dépendance porte davantage sur la double action manger/vomir, engloutir/expulser, les boulimiques étant, comme les anorexiques, obsédées par le vide corporel, garant de leur intégrité physique. Offrant l'illusion de puissance et de contrôle, comme si « rien ne s'était passé », les vomissements visent à annuler la conduite et procurent une sensation de purification et de liberté, qui s'atténuera inévitablement, induisant la répétition de l'acte, caractéristique du cercle vicieux addictif. Ainsi, même si certaines boulimiques s'y refusent, la prise alimentaire a surtout une fonction préparatoire au vomissement, lequel demeure très fréquemment la réelle addiction, avec l'impossibilité d'y renoncer.

Car les sujets boulimiques peuvent trouver une réelle satisfaction dans le vomissement, pratique solitaire qui, à l'instar du mérycisme infantile (rumination), peut prendre la forme d'une jouissance autoérotique, anticipée et menée en secret. Comme chaque acte symptomatique, le vomissement boulimique s'organise en une formation de compromis, constituant à la fois une défense et la réalisation d'un désir : comme les vomissements psychogènes, en particulier ceux de l'hystérie, ils peuvent ainsi constituer un déplacement des problématiques génitales, inscrites dans la problématique œdipienne, sur l'oralité (déplacement du bas vers le haut : l'aliment expulsé par le haut exclut la pénétration à l'intérieur du ventre). Cette réactivation de la pulsion orale, rempart contre la recrudescence pulsionnelle génitale de l'adolescence, se constitue en régression temporelle, avec le retour à des modes de satisfaction éprouvés dans l'enfance. Cet appel aux fixations orales condense ainsi fantasme de grossesse et fantasme de fécondation oroalimentaires typiques des théories sexuelles infantiles et négatrices de la différence des sexes (B. Brusset). Les fonctions alimentaires autoconservatives, sexualisées – le repas familial incarnant la scène primitive, comme chez cette adolescente dont le père « mange comme un cochon » – sont perverties, mises au service d'un destin pulsionnel particulièrement destructeur.

La « faim de bœuf » peut prendre un caractère métaphorique : les boulimiques ont une « faim d'objet »[1] particulièrement intense, qui se manifeste aussi bien dans l'accumulation de boîtes de conserve, même périmées, que dans les relations aux autres, caractérisées par l'avidité : un premier contact qui paraît riche et facile bascule souvent très rapidement dans une conduite de rupture et de retrait, et les multiples thérapeutes, traités comme des aliments, sont souvent avidement consommés et éjectés avant d'avoir pu établir toute forme de relation. L'appétence objectale correspond ainsi à une

1. P. Blos, *Les adolescents, essais de psychanalyse*, Paris, Stock, 1962.

quête avide incessante, mais sans « digestion », c'est-à-dire sans intériorisation (P. Jeammet).

*b) L'anorexie.* Annabelle, 16 ans, 22 kg pour 1m 45, est hospitalisée dans un état de grande dénutrition. Son anorexie a débuté lorsqu'elle avait 10 ans et elle a cessé de grandir avec la dénutrition. Elle désire être le plus mince possible, est obsédée par l'idée de prendre du poids, n'est rassurée que quand elle voit ses os dans le miroir : toute trace de graisse, même infime, la panique. À table, écœurée par les graisses et la nourriture carnée, elle passe un temps fou à trier ses aliments, à les décortiquer, à les dégraisser, avant de les mettre dans sa bouche par morceaux minuscules qu'elle mâchonne pendant de longues minutes, comme pour les dévitaliser… La durée des repas n'en finit pas de s'allonger, mais elle mange de moins en moins. Elle a pourtant parfois envie de succomber à la tentation et contemple alors pendant de longs instants les vitrines des pâtisseries, jusqu'à en avoir des crampes d'estomac (P. Jeammet).

Dominée par la triade symptomatique dite des « trois A » – Anorexie, Amaigrissement, Aménorrhée – l'anorexique mène une lutte acharnée contre la faim. La restriction alimentaire, modérée au début du trouble, devient méthodique et systématique, poursuivie avec ténacité, avec, comme principal argument, l'intention affichée de maigrir, toujours plus. À tel point que l'amaigrissement devient rapidement spectaculaire et peut aller, dans ses formes les plus sévères, jusqu'à la perte de la moitié du poids initial – avec un risque mortel notable, nécessitant des hospitalisations et réanimations fréquentes. Nonobstant, l'anorexique, comme face à un miroir déformant, persistera à nier l'amaigrissement, poursuivant irrémédiablement son entreprise néfaste, trouvant toujours le corps trop gros, comme si elle tenait à l'effacer. Malgré l'excessive maigreur, la dénutrition et ses conséquences physiques, les anorexiques, comme infatigables, s'engagent généralement dans une frénésie d'activités, multipliant les activités sportives et s'investissant avec une grande énergie dans leur scolarité.

Comme dans la boulimie, les études font état d'une écrasante majorité féminine (90 à 97 % des cas), ainsi qu'une apparition du trouble à l'adolescence. D'ailleurs, même si les deux symptômes paraissent à première vue bien différents, voire opposés, ils semblent plutôt constituer deux faces d'une même problématique – il est, du reste, assez fréquent que les deux troubles coexistent chez une même jeune fille, avec une alternance de phases boulimiques et de restrictions anorexiques. Ainsi, comme les boulimiques, les anorexiques « ne pensent qu'à ça », rejettent la nourriture autant qu'elles sont attirées et obsédées par elle, connaissent la teneur exacte en calories, collectionnent les recettes, cuisinent pour toute la famille, s'inquiètent si une jeune sœur ne mange pas, portent le petit déjeuner au lit des parents… Ces préoccupations incessantes et paradoxales vis-à-vis de la nourriture, qui peuvent aller jusqu'au vol et au stockage d'une quantité considérable d'aliments, prennent l'allure, comme dans le cas d'Annabelle devant les vitrines alléchantes, d'un véritable supplice de Tantale, comme si l'anorexique jouissait d'une lutte masochiste contre le désir, d'une victorieuse résistance face aux convoitises, quitte à démultiplier les situations tentatrices.

Car c'est bien au travers du jeûne et de la sensation de faim que l'anorexique trouve une certaine forme d'excitation et de jouissance, dont elle devient véritablement dépendante. Grâce à cet « orgasme de la faim »[1], à cette satisfaction dans la non-satisfaction, l'anorexique, effaçant toute forme de besoin, semble fonctionner comme en autarcie : si la boulimique se contente de pervertir le registre autoconservatif, l'anorexique, dans sa quête effrénée d'omnipotence, semble, elle, triompher radicalement sur le besoin. Avec cette ambition d'indépendance prenant la faim comme enjeu, cette organisation fantasmatique singulière « rassemble une mégalomanie secrète, constamment agissante à l'ombre de l'état pitoyable du corps malmené, dont le plaisir se contre dans l'ivresse muette de la faim recherchée, pourchassée et retrouvée, mais se ramifie aussi dans le vertige de la domination de la bête par le cavalier – la bête étant le corps et les besoins maîtrisés par le sujet »[2]. Le corps de l'anorexique, ainsi dompté, semble fantasmé en un corps désincarné, immortel.

Toutefois, en déniant la dépendance fondamentale à l'objet, l'anorexique s'installera paradoxalement dans une dépendance à ce déni, actualisée sous la forme de l'addiction à la sensation de faim (P. Jeammet ; M. Corcos). Proclamant son autonomie, défiant l'objet, en particulier la mère-nourriture et son emprise précoce sur son corps, l'anorexique semble ainsi contester la dépendance primaire au monde du maternel. La relation à la nourriture condense et symbolise l'ensemble des relations objectales de l'anorexique : une passion qui menace son intégrité corporelle et narcissique. Considérant la nourriture comme un danger potentiel, si

1. S. Decobert, E. et J. Kestemberg, *La Faim et le Corps*, Paris, PUF, 1977.
2. *Ibid.*

l'anorexique veut obstinément que les autres mangent, c'est avant tout parce qu'en leur donnant ce qu'elle considère comme nocif, elle tente un empoisonnement fantasmatique de son entourage (M. Laxenaire).

Corps maltraité, décharné, aux dimensions surestimées, surtout celles des zones spécifiquement féminines – seins, hanches, fesses – qui doivent impérativement être modifiées, dans une « perspective lilliputienne »[1] : la perception déformée, quasi délirante, de l'image du corps encourage des conduites d'ascétisme extrêmes, associant régime sec et exercice physique intense. Ainsi, s'opposant à la constitution d'un corps de femme imposé par l'avènement pubertaire, l'anorexique s'évertuera à maintenir le corps dans son allure enfantine et androgyne, à s'attaquer au corps sexué, dominé et, finalement, détruit, pour éviter de le confronter aux désirs incestueux réactivés par l'adolescence, tout en s'acharnant à façonner un corps cuirassé, armure constituée de muscles et d'os, au service d'une lutte contre les angoisses d'intrusion. « Cuirasse musculaire » exhibée, que le regard des autres identifie davantage comme celle d'un squelette ambulant.

C) *Les drogués du sexe* – Surnommé l'homme aux 10 000 femmes – et aux 400 romans – Georges Simenon, personnage, semble-t-il, un peu excessif, se vantait d'avoir un appétit sexuel insatiable. Amateur de prostituées (la légende lui en attribue une par jour), Don Juan incorrigible, partageant sa vie entre sa cuisinière et son

1. V. Marinov (dir.), *Anorexie, addictions et fragilités narcissiques*, Paris, PUF, 2001.

épouse, il ne pouvait visiblement ni vivre ni écrire, sans son *quota* de satisfactions pluriquotidiennes...

Absente des classifications internationales de psychiatrie, sans doute parce qu'elle reste une notion difficile à définir, l'hypersexualité, selon le rapport américain Kinsey, publié en 1948, toucherait 0,2 % de la population, les sujets concernés ayant, en moyenne, plus de 21 orgasmes par semaine. L'intérêt pour les comportements sexuels excessifs viendra en premier lieu des aliénistes. Mais, qu'il s'agisse des « manies sans délire », des « monomanies instinctives » ou d'une « folie morale », les expressions masqueront avant tout le caractère sexuel de l'excès. C'est surtout Krafft-Ebing, dans son glossaire des comportements sexuels perturbés, *Psychopathia Sexualis*, 1887, qui s'attacha à décrire la clinique de « l'hyperesthésie sexuelle » – qu'il distingue du satyriasis et de la nymphomanie – dans lequel « l'instinct sexuel est apaisé par l'acte, au moins pour un temps ». En France et, plus largement, en Europe, la notion, attribuée au « puritanisme américain », n'est pas réellement reconnue, jugée, au mieux, comme issue du « politiquement correct », au pire, comme une notion normative et stigmatisante.

La notion d'hypersexualité, difficile à circonscrire, a été progressivement remplacée par la terminologie « addiction sexuelle », sans que ces deux entités, à vrai dire, ne soient tout à fait semblables. Tandis que le terme d'hypersexualité, quantitatif, ne fait nullement mention du caractère plaisant ou gratifiant ou non pour le sujet, le terme « d'addiction sexuelle », employé par le psychiatre P. Carnes au début des années 1980, a le mérite de préciser les choses, en insistant sur la *dépendance* dont souffre le sujet, qui demeure incapable de contrôler des désirs qui lui échappent en partie. Ainsi, Walter, cardiologue de 40 ans, « addict sexuel » qui consomme cocaïne et prostituées depuis l'université et qui a, à plusieurs reprises, tenté de se sevrer. Pendant dix ans, il réussit à être abstinent, parvient à terminer ses études, se marie, a un enfant et s'installe comme cardiologue. L'envie de rapports sexuels avec les prostituées persiste, et résister à la tentation est un combat quotidien – il lui arrive d'ailleurs de se retrouver sans savoir comment dans le quartier chaud de la ville. Pour ne pas craquer, il achète des ouvrages sadomasochistes et se masturbe 3 à 4 fois par jour, ainsi que tous les soirs avant de s'endormir… Jusqu'à ce qu'il « replonge » un soir. Quand il entre en traitement, il est à nouveau dépendant de la sexualité, en est à une prostituée par jour, a perdu sa famille et son droit d'exercer (A. Goodman).

Éternel insatisfait, souvent honteux et culpabilisé, le drogué du sexe n'est pas un séducteur qui affiche ses conquêtes, mais plutôt un dragueur pressé, qui dissimule ses comportements et qui développe une vie secrète, parfaitement clivée d'un quotidien qui lui apparaît progressivement comme vide et sans intérêt. C'est un consommateur, qui a besoin de son *shoot* quotidien et dont les doses, comme dans toute spirale addictive, vont en s'accroissant, un « obsédé », dont les préoccupations sexuelles dominent entièrement la pensée. Plus que la fréquence des actes, c'est le fait que le comportement sexuel soit seul investi, au détriment des autres secteurs d'activité, travail, couple, sécurité financière, qui signe le réel trouble addictif. Comme les autres addictions comportementales, certains également ont pu constater l'existence de symptômes de sevrage, en cas d'arrêt brutal de la conduite : insomnies, anxiété, céphalées, tremblements, syndrome dépressif (G. Manley). Remplissant la fonction de drogue, faisant basculer l'individu dans le registre du besoin plutôt que dans celui du désir, cette sexualité semble paradoxalement investie sur le mode du non-sexuel, de la faim, de la soif, la création d'une « néosexualité », même si l'aspect créatif reste bien mince (J. McDougall). Néosexualité qui viserait à rassurer le sujet vis-à-vis d'une puissance sexuelle incertaine, en lien avec l'angoisse de castration.

Les rencontres multiples, la recherche de partenaires nouveaux, dénués de tout investissement affectif – qui ne donnent pas lieu à une liaison – ne comblent pourtant jamais l'appétit sexuel de l'addicté, contraint de développer de nouveaux comportements sexuels, voire une sexualité marginale, afin d'obtenir le même effet euphorisant, pour toujours plus pimenter les expériences, lutter contre la routine. Avide de nouveauté et d'émotions inconnues, il essaie tout (cybersexe, prostitution, sexualité collective…), ce qui le différencie du pervers, ancré dans le même scénario. Cette surenchère peut l'entraîner dans une escalade atteignant des niveaux de plus en plus graves, avec le risque, parfois, de développer une criminalité sexuelle.[1] Comme Joe, adolescent toxicomane, qui, ayant réussi à se sevrer de la drogue, développa quelques mois plus tard une addiction au sexe. Assailli par des fantasmes sexuels et des besoins de masturbation, il devint incapable de fixer son attention et de travailler. Ses besoins s'intensifiant, contraint

1. P. Carnes, *Out of the Shadows: Understanding Sexual Addiction*, Minneapolis, CompCare, 1983.

de se masturber 6 à 7 fois par jour, il cumule téléphone rose et sites pornographiques. Dans une fatigue extrême, couvert de dettes, isolé, très angoissé, il décide de consulter un psychiatre, car il a acheté des jumelles et commence à épier les femmes dans la rue[1].

D) *La fièvre des achats* – « Je gâche ma vie à cause des fringues. Mes armoires, je ne peux plus les fermer. Ce sont des penderies d'enveloppes charnelles ». Depuis plusieurs mois, Claire, jeune banquière gravement endettée, ne répond plus au téléphone, refuse de voir ses proches et ne s'autorise plus la moindre sortie. Elle ne peut s'empêcher d'acheter des vêtements, qu'elle ne porte pas, mais accumule, robes, chapeaux, chaussures, lingerie… Chaque fois, elle se promet de ne pas céder, et résiste, mais cette lutte l'épuise et se résout souvent dans une orgie de dépenses. « J'entre dans une boutique en me cachant. Brusquement, je perds tout contrôle. Je ne suis plus moi-même, je deviens spectatrice de mes achats. » Claire hésite entre les différents modèles et coloris et, finalement, les achète tous, très vite, sans réfléchir… Elle sort du magasin rassasiée, apaisée, mais l'angoisse la saisit dès qu'elle rentre chez elle. La robe de chez Kenzo est importable, les escarpins et la chemise trop petits ; elle se sent déçue, vide, triste, se promet de ne plus se laisser prendre au piège. Elle ne sait désormais plus où ranger les paquets et n'invite plus personne, car elle a honte de montrer ce désordre. Pourtant, malgré les interdits bancaires et les dettes accumulées, elle conti-

1. J. Adès, M. Lejoyeux, *Op. cit.*

nue à acheter, grâce aux emprunts aux amis, toujours sous des prétextes mensongers[1].

Décrits la première fois par E. Kraepelin en 1915, les acheteurs compulsifs, ces « boulimiques de la dépense » semblent n'être jamais rassasiés. Les acquisitions, pourtant, ne sont que très rarement utilisées ou portées et habituellement délaissées dès l'achat effectué. Comme les orgies alimentaires, les « fringales d'achat » sont une « faim sans satiété » ; de la même façon que les boulimiques rejettent la nourriture en la vomissant, les « toxicomanes du shopping » s'empressent de se débarrasser des objets témoins de leurs excès, en les revendant, les échangeant, les jetant, ou en les cachant. Si le besoin d'acheter est incontrôlable, la possession n'a, en elle-même, aucun intérêt : les acheteurs compulsifs « n'acquièrent que des objets virtuels, dont la matérialité les encombre sans les combler », et sont à la recherche d'un objet idéal et non d'un objet réel, qui ne saurait, en aucun cas, s'en approcher (J. Adès, D. Lejoyeux).

Alternant sans cesse entre illusion et déception, ils s'encombrent ainsi d'objets inutiles ou superflus, ne tenant jamais compte de leurs besoins réels, ni d'ailleurs de leurs difficultés financières, lesquelles constituant, bien sûr, les conséquences les plus graves. Les drogués de l'achat, comme les toxicomanes ou les grands joueurs, développent une activité clandestine, nient et dissimulent l'ampleur des dégâts, cachent les relevés bancaires, multiplient les crédits, empruntent aux amis, cumulant des dettes qui précipiteront certains vers

1. J. Adès et D. Lejoyeux, « Une banquière sans crédit », in *op.cit.*

le suicide. Emma Bovary, acheteuse compulsive multipliant les achats d'étoffes et de colifichets auprès de Lheureux, en est un cas exemplaire.

Besoin irrépressible d'acheter, soulagement par l'acquisition et, pour finir, éternel sentiment de honte et de culpabilité typiques de l'enchaînement addictif ; le « syndrome d'achat compulsif », présentant même des symptômes classiques du manque (migraines, insomnies) semble, en effet, assimilable à une dépendance. Toutefois, le terme « compulsif » reste ambigu, car il est habituellement employé pour désigner une organisation névrotique, la névrose de contrainte, ou névrose obsessionnelle, constituée d'obsessions et de compulsions. Ambiguïté qui peut, par exemple, s'exprimer dans le cas de Paul qui, suite à la perte de son travail, dépensera sa prime de licenciement dans l'achat de cravates, plusieurs centaines en un an, qu'il ne portera par ailleurs jamais. Décrits comme austères, méticuleux et économes, la proximité avec le caractère obsessionnel du collectionneur, ainsi que le caractère symbolique de l'achat peuvent davantage évoquer un symptôme névrotique. Passion pour l'objet *versus* passion pour l'achat : la différence entre le collectionneur et l'acheteur compulsif trouve sans doute son origine dans la valeur accordée à l'objet, intérêt fétichiste pour le collectionneur, qui range avec minutie, classe, protège, cherche avec opiniâtreté la pièce qui complétera la série ; et en ce qui concerne le drogué de l'achat, parfaite indifférence pour l'objet, dont la présence n'est absolument pas rassurante mais, au contraire, source d'angoisse. Il n'en reste pas moins que cette question de la proximité avec d'autres organisations psychiques, en particulier avec la névrose de contrainte, demeure centrale pour l'ensemble des aménagements addictifs : *obsessions* pour la nourriture, pour le gain, la drogue, le sexe, l'alcool, et, toujours, *compulsion* de l'acte. Certaines des « nouvelles » addictions, comme l'addiction au sport ou au travail, laissent en particulier entrevoir des connexions étroites avec l'organisation névrotique, soumise à un surmoi tyrannique (voir *infra*, chap. III).

## II. – Vers une définition de l'addiction

1. **De l'utilité d'un regroupement.** – Sans minimiser leurs spécificités, la similitude entre les différentes conduites de dépendance saute aux yeux : même passion dévorante, qu'elle s'exprime pour une substance ou pour une activité, même contrainte de la répétition, même effet de tolérance, avec la nécessité d'augmenter les doses, même exclusivité qui entraînera des difficultés financières et/ou familiales, ainsi que des sensations de manque en cas d'abstinence… Similitude qui a justifié la désignation d'une entité psychopathologique, en tout cas le regroupement sous un terme *fédérateur*. Sur ce dernier point, des courants psychopathologiques aussi divergents que le comportementalisme, la systémique et la psychanalyse (à l'exception, toutefois, du mouvement issu de la pensée lacanienne) se rejoignent : ainsi, la réunification autour du concept d'addiction, consensuelle, réussit le tour de force de faire se rencontrer l'approche psychanalytique francophone et l'approche psychiatrique nord-américaine, qui soutiennent d'une même voix l'élargissement de la notion d'addiction au-delà des seules toxicomanies. Ce regroupement des différentes dépendances était d'ailleurs déjà à l'œuvre dans la langue, qui avait regroupé différents

comportements à tonalité addictive autour de dénominateurs communs, qu'il s'agisse des suffixes « - isme » ou « - manies » en français, ou *« - sucht »* dans la langue allemande - appétence, passion, ou recherche – comme dans *Morphinsucht* ou *Spielsucht* (voir *infra*. chap. III).

Les approches psychiatriques, dans un intérêt taxinomique, soutiennent ainsi l'utilisation actuelle du concept d'addiction, pour proposer, à partir de la méthode sémiologique descriptive, un nouveau regroupement transnosographique. D'autres approches, comme la psychanalyse, défendent l'intérêt d'un regroupement, davantage parce qu'une valeur psychopathologique commune permet de relativiser la place des produits au sein des dépendances. Avec le terme « addiction », généralisé aux « toxicomanies sans drogues », la conduite de dépendance s'affranchit en effet de la stricte pharmacodépendance, reléguée au second plan. Selon le modèle biologique, la dépendance psychique est en effet conçue comme le simple reflet d'une dépendance biologique, produite par les propriétés d'une substance. Pourtant, dans la boulimie, par exemple, il est parfaitement exclu que les propriétés chimiques des aliments soient en cause. En élargissant la réflexion au-delà de la dépendance au toxique et de ses propriétés, il s'agit donc de mettre davantage l'accent sur la fonction de la conduite, de s'interroger sur l'économie psychique en jeu et d'en souligner les mécanismes communs. Car le toxique ne fait pas le toxicomane : tous les sujets exposés à la drogue n'y succombent pas : « Contracter une habitude est une simple façon de parler, sans valeur d'éclaircissement ; quiconque a l'occasion de prendre pendant un certain temps de la morphine, de la cocaïne [...] n'acquiert pas de ce fait "l'addiction" à ces choses *(Sucht nach)*[1]. » À l'extrême, on pourrait imaginer que tous les usages de drogues ne relèvent pas de l'addiction, le terme addiction étant réservé aux comportements dans lesquels apparaît un type de fonctionnement psychique particulier.

Avec ce nouveau regroupement nosographique, l'éventail des addictions – dépendance à une substance, à certaines conduites (boulimie, jeux, kleptomanie…), jusqu'à une forme de relation à l'autre – ne cesse de s'élargir, au prix d'ailleurs de quelques chevauchements, quand, par exemple, on veut l'étendre au trouble obsessionnel compulsif. Le risque, bien entendu, est celui d'une dilution du concept, que le champ addictif vienne se constituer en un nouveau leurre ou fourre-tout nosographique, comme parfois celui des états limites (J.-M. Venisse). L'acception, parfois trop large pour qu'elle puisse garder sa pertinence, peut en effet centraliser tout et n'importe quoi (le chocolat ?), devenir une catégorie où seraient classées toutes les « mauvaises habitudes »… Et qu'on aboutisse ainsi, paradoxalement, aussi bien à un appauvrissement du concept qu'à une pathologisation de toute l'activité relationnelle, avec tous les accents moralisateurs que cela peut impliquer. Certains auteurs ne voient pas d'inconvénients à conserver le prédicat, à la condition de le conserver dans les limites de ses potentialités, c'est-à-dire uniquement descriptives (P.-L. Assoun). Ainsi, parmi les dépendances, il y a deux façons possibles d'employer le terme, formant deux catégories : un noyau dur, comportant les addictions *stricto sensu* comme la dépendance aux

1. S. Freud, « Le rôle de la sexualité dans l'étiologie des névroses », in *Résultats, idées, problèmes*, *op. cit.*, p. 77-95.

substances, la boulimie, le jeu pathologique, et un autre groupe, dans lequel le terme addiction est davantage employé dans un usage métaphorique : suicide addictif, sexualité addictive, achats addictifs. Au-delà de ces critiques, le concept d'addiction pose un problème épistémologique et méthodologique : le regroupement avec d'autres troubles implique une réunification avec des pathologies actuellement dispersées dans la nosographie ; par ailleurs, si on édifie le concept psychopathologique « organisation addictive », comment le positionner par rapport aux typologies classiques : névroses, psychoses, perversions, états limites ?

2. **Une définition plurielle.** – À la croisée des différents champs sémantiques et épistémologiques, davantage un état de recherche et de remise en question qu'une entité bien établie, l'addiction est un concept qui cherche encore sa place (M.-M. Jacquet, A. Rigaud). La référence sous-jacente à la définition du modèle – biologique, comportemental, psychanalytique, etc. – détermine ainsi le territoire clinique de l'addiction. D'ailleurs, la diversité des approches ne concerne pas seulement la psychopathologie : nombreuses sont les disciplines à traiter du champ des addictions, ce qui démultiplie le discours aussi bien juridique, médical, éducatif, sociologique que religieux. Ainsi, si on observe un consensus quant à la question d'un rassemblement sous le concept d'addiction, il y a en revanche de grandes divergences dès qu'il s'agit de le définir – à tel point qu'une des définitions les plus usitées est une définition *en négatif* : « la perte de liberté de s'abstenir ». Certaines tentatives pour dépasser ces clivages proposent, par exemple, le modèle dit « intégré », à partir des notions (supposées

plus « neutres ») de dépendance et d'ordalie (voir *infra*, chap. III). Mais l'absence de prise en compte des différences épistémologiques qui fondent les divers points de vue rend fragiles ces tentatives d'intégration, lesquelles, au bout du compte, évacuent toujours la causalité psychique inconsciente, au profit d'une conception développementale, dite « biopsychosociale », avec le projet d'intégrer les aspects biologiques et socioculturels (M.-M. Jacquet, A. Rigaud).

La difficulté de la définition, outre les tensions disciplinaires, peut également tenir au fait qu'il y a toujours une de ses entités qui échappe à un regroupement autour d'un seul et même facteur : ainsi, la référence au *corps*, prédominante dans les addictions aux substances et les troubles alimentaires, semble *a priori* exclure les achats pathologiques ; la notion de *compulsion*, centrale dans la plupart des addictions comportementales, laisserait de côté l'anorexie ; la dimension *incorporatrice*, également fondamentale, évincerait le jeu pathologique, etc. Ce qui laisse le sentiment contrariant que, dès qu'on a l'impression d'avoir réussi à rendre compte d'une unité de comportement, quelque chose se dérobe, s'échappe du modèle et met en échec la théorisation commune. L'édification d'un modèle théorique holistique se confronte ainsi en permanence au spectre disparate constituant les différentes dépendances et à l'impossibilité de rendre compte à la fois de l'économie de l'anorexie, de la recherche du corps étranger du toxicomane, de la jouissance de la perte chez le joueur, etc. Et pourtant, la production d'un modèle théorique psychopathologique de l'addiction devrait pouvoir nécessairement rendre compte de l'ensemble des comportements addictifs.

La difficulté se redouble du fait que les addictions sont avant tout des actes, des conduites, qui n'ont *a priori* pas le statut de symptômes, au sens psychanalytique du terme. Plutôt que de tenter une définition de l'addiction en tant qu'entité isolable, certains – plus spécifiquement les auteurs issus du champ cognitivo-comportemental – préfèrent insister sur l'acte, le comportement, et délimiter un processus avec des phases typiques (étapes de l'illusion, de la désillusion, de la dépendance, de l'inversion de la jouissance en souffrance, du déni au désarroi).

3. **Catégorisation et définitions psychiatriques.** L'actuel *Manuel diagnostique et statistique des troubles mentaux* (DSM-IV-TR) de l'American Psychiatric Association et la *Classification internationale des troubles mentaux et des troubles du comportement* (CIM-10 ; OMS, 1992) n'emploient pas la terminologie « addiction », lui préférant le terme de « dépendance ». Dans un souci de précision et de standardisation des diagnostics, cette approche de la psychiatrie nord-américaine ne retient que des éléments descriptifs ; la catégorie des addictions au sens large n'est ainsi pas encore intégrée dans les différents manuels de classification, les troubles psychiques attachés à la dépendance étant dispersés au sein de différentes rubriques. Si l'addiction, au sens d'une entité psychopathologique, n'existe pas dans le DSM, on peut néanmoins identifier certaines de ses formes, principalement dans deux sous-axes de l'axe 1 (les troubles cliniques) : « troubles liés à une substance » et « troubles du contrôle des impulsions non classés ailleurs ».

Dans les « troubles liés à une substance » sont distingués « les abus » et « le syndrome de dépendance » (les troubles répertoriés étant : l'intoxication, le sevrage, le delirium, la démence, le trouble amnésique, les troubles psychotiques, les troubles de l'humeur, les troubles anxieux, les dysfonctions sexuelles, les troubles du sommeil). Les « troubles du contrôle des impulsions » regroupent la kleptomanie, la pyromanie, la trichotillomanie et le jeu pathologique, ce dernier ayant comme critères, par exemple, « la préoccupation pour le jeu », « le besoin de jouer avec des sommes d'argent croissantes pour atteindre l'état d'excitation désiré », « des efforts répétés mais infructueux pour contrôler, réduire ou arrêter la pratique du jeu », etc. Les troubles alimentaires sont, quant à eux, rassemblés dans une catégorie spécifique.

C'est à Aviel Goodman, en 1990, que l'on doit une tentative de définition de l'addiction, laquelle, malgré son utilisation fréquente par les addictologues, n'a pas véritablement de valeur officielle, même si elle reste somme toute conforme aux critères du DSM. L'addiction est ainsi définie comme un « *processus* par lequel est réalisé *un comportement* qui peut avoir pour fonction de procurer du plaisir et de soulager un malaise intérieur, et qui se *caractérise par l'échec répété de son contrôle et sa persistance en dépit des conséquences négatives* »[1].

Le diagnostic clinique est ainsi principalement réalisé à partir de trois critères : la répétition compulsive d'une activité, sa persistance malgré ses conséquences néfastes et l'obsession pour celle-ci. On voit qu'elle correspond aussi bien à la prise de toxiques, aux troubles du comportement alimentaire, qu'aux autres addictions

1. A. Goodman, « Addiction: Definition and Implication », *British Journal of Addiction*, 1990, 85, p. 1403-1408.

comportementales. A. Goodman a ainsi établi une grille de six critères principaux pour que puisse être défini un *comportement* addictif :

- impossibilité répétée de résister aux impulsions à faire ce comportement (A) ;
- sensation croissante de tension immédiatement préalable au commencement du comportement (B) ;
- plaisir ou soulagement pendant la durée du comportement (C) ;
- sensation de perte du contrôle (D) ;
- présence d'au moins cinq des neuf critères suivants (E) :
  - préoccupations fréquentes par rapport à ce comportement ou à sa préparation,
  - intensité et durée des épisodes plus importants que prévu,
  - tentatives pour diminuer ou arrêter,
  - beaucoup de temps consacré au comportement ou à s'en remettre,
  - survenue pendant des obligations professionnelles, scolaires, familiales, etc.,
  - activités majeures sacrifiées à cause du comportement,
  - bien que le sujet ait conscience du caractère pathologique, perpétuation du comportement,
  - tolérance vis-à-vis du comportement : nécessité d'en augmenter l'intensité ou la fréquence pour obtenir l'effet désiré,
  - agitation ou irritabilité si le sujet est dans l'impossibilité de réaliser ce comportement ;
- certains éléments du syndrome ont duré plus d'un mois ou se sont répétés pendant une période plus longue (F).

4. **Le statut de l'addiction dans la nosographie psychanalytique.** – La psychanalyse est longtemps restée tributaire des « théories sectorielles » (psychanalyse de l'alcoolique, du toxicomane, etc.) et réticente à l'idée d'une organisation psychopathologique commune. « La multiplicité des formes concrètes d'addictions rappelle fâcheusement le catalogue des phobies ou celui des perversions, toute situation pouvant donner matière à peur, à jouissance sexuelle partielle, ou… à dépendance. »[1] Le défi pour la psychanalyse est contenu dans ce décalage entre un modèle général de l'addiction et de multiples conduites sans réelle unité d'objet. La psychanalyse de l'addiction, métamodèle de l'intersection de toutes les addictions, a donc connu quelques difficultés à voir le jour.

Indiquant la fonction fondamentale d'autoguérison du symptôme, la psychanalyse considère l'addiction comme une tentative d'automédication : si un sujet ne peut pas se passer de sa « drogue », que celle-ci se manifeste sous forme de jeu, d'achat ou d'alcool, c'est avant tout parce qu'elle lui apporte une certaine dose de satisfaction, qu'elle constitue une forme de « traitement de substitution », troquant une souffrance psychique par une autre, une « dernière technique vitale » (Freud, *Le Malaise dans la culture*) apte à soigner « le mal par le mal »… Ce n'est donc pas la destruction de soi qui est recherchée – en tout cas pas uniquement – mais plutôt la possibilité de vivre, que cette tentative d'auto-guérison concerne par ailleurs la psychose, la névrose, l'angoisse ou la dépression. La toxicomanie, par exemple, peut,

1. J.-L. Pedinielli, A. Donnet, « Apports de la psychanalyse à la question de l'Addiction », *Psychotropes*, 3/4, 2008, p. 46.

dans la psychose, assurer aussi bien un rôle de protection contre la dépersonnalisation, qu'apporter sens et légitimité à une décompensation, en justifiant par exemple des représentations délirantes par l'usage du produit toxique (J. Bergeret). La drogue, en calmant l'angoisse de morcellement ou en anesthésiant la persécution des psychotiques, leur « prête du corps » (S. Le Poulichet). Ou bien, elle peut constituer un traitement de la culpabilité ou de l'angoisse dans les organisations névrotiques, qui peuvent trouver dans l'usage de la drogue à la fois l'apaisement des affects et la suspension des conflits psychiques. Ainsi, les différentes toxicomanies peuvent jouer un rôle d'écran, dans un montage défensif ayant pour fonction d'abraser les symptômes psychopathologiques, contre la menace d'effondrement psychique.

Une petite différence toutefois : les addictions n'ont pas réellement le statut de symptôme, au sens strict du terme : elles sont certes « symptomatiques » mais ne se constituent pas en de simples formations psychiques et auraient donc plutôt le statut *d'actes-symptômes* (J. McDougall). Le rassemblement sous le terme d'addiction n'est d'ailleurs pas sans rappeler d'autres entités, également régies par l'acte, qu'on a récemment réunies sous le terme « conduites d'agir » ; les conduites addictives ont ainsi parfois pu être considérées comme une modalité d'expression spécifique de la pathologie de l'agir, d'autant plus qu'elles ont le même caractère *transnosographique*, qu'elles « flottent entre les structures », et qu'elles peuvent recouvrir les troubles psychiques appartenant aussi bien à la névrose, à la psychose, qu'à la perversion ou aux fonctionnements limites. Car ce qui est commun aux principales formes cliniques d'addiction, c'est la logique d'un acte consommatoire qui peut survenir dans des contextes divers – quoique tout particulièrement à l'adolescence. Comment, dès lors, entrevoir la toxicomanie sur le plan structural, compte tenu de cette transversalité ? Sorte « d'ailleurs » de la structure, elle constituerait davantage une « solution d'appoint », de circonstance, « le fruit d'une rencontre d'un produit et d'une personnalité »[1]. L'étude plus spécifique des toxicomanies amène les auteurs qui privilégient le point de vue structural à insister sur l'absence d'une organisation véritablement névrotique ou sur l'aménagement d'un « état limite ». Ainsi, J. Bergeret a récusé la notion de structure spécifique pour décrire toute relation d'objet caractérisée par la dépendance : il n'existerait aucune structure psychique profonde et stable spécifique de l'addiction : n'importe quelle structure mentale peut produire des addictions, il s'agit d'une même modalité de lutte contre des souffrances psychiques différentes.

Dire que l'addiction n'est pas une « structure clinique », qu'il s'agisse de la référence lacanienne ou au point de vue structural de Bergeret, signifie que ce sont d'autres modèles qui vont servir d'analogie. Ainsi, l'*addiction* comme entité théorique a pu être abordée à partir de la *question borderline*, sans que les addictés soient pour autant directement assimilés à des états limites, mais parce que ce modèle conceptuel permet d'interroger plus efficacement les rapports de l'addiction avec le recours à l'acte, la pulsion partielle, les mécanismes de défense spécifiques (déni, clivage, identifications…) qui vont permettre de cerner la question,

1. C. Olivenstein, *Destin du toxicomane*, Paris, Fayard, 1984.

d'en circonscrire les contours. Les troubles identitaires, l'existence d'un faux self adaptatif (décrit par Winnicott), la place de l'angoisse, en particulier celle de la séparation, la fragilité narcissique dans les rapports avec les objets (toujours trop loin ou trop près, entre l'angoisse d'abandon et l'intrusion dépossédante de soi) et surtout, l'absence apparente d'ancrage dans l'organisation œdipienne serviront ainsi de supports pour une réflexion sur la problématique addictive. La question des affects dépressifs, en particulier, occupe une place centrale, affects dont le prototype est le deuil, au sens large, concernant aussi bien une perte d'objet réelle ou symbolique, que le travail de deuil de l'adolescence, période cruciale dans l'avènement des troubles addictifs (troubles du comportement alimentaire, alcoolisme, tentatives de suicide, toxicomanies, addictions aux jeux vidéo, etc.).

Chapitre III

# PSYCHOPATHOLOGIE DE L'ADDICTION : L'APPROCHE PSYCHANALYTIQUE

## I. – L'addiction dans l'œuvre de Freud

**1. « L'omission » freudienne.** – Freud n'a consacré aucun texte aux addictions. De simples évocations jalonnent son œuvre, allusions rares, et donc très fréquemment reprises par les auteurs – elles sont recensées par A. de Mijolla et V. Shentoub dans *Pour une psychanalyse de l'alcoolisme*. Alors qu'on aurait pu imaginer qu'une réflexion sur l'économie addictive aurait pu parfaitement trouver sa place dans un texte comme *Au-delà du principe de plaisir*, ou bien aux côtés des réflexions sur les conduites masochistes, Freud n'en fait qu'un rapide survol dans *Le Malaise dans la culture*, texte dans lequel il évoque les « briseurs de soucis », ou dans *Dostoïevski et le parricide*, où est analysée la passion pour le jeu. L'écrit essentiel de Freud concernant l'addiction reste sa correspondance avec Fliess, non destinée à la publication, la plus riche en notations sur les toxiques. Freud y aborde sa lutte contre le tabagisme, lutte qui n'« est pas soutenue par un travail analytique, mais sur un mode volontariste, sous les injonctions dictatoriales de Fliess. Le rapport à ce toxique n'y est "pas abordé mais contourné" (voir J. Laplanche). »[1]

Freud a souvent été considéré comme porteur « d'une tache aveugle » sur la question des addictions.[2] De par, justement, sa propre addiction au tabac, mais surtout, en raison d'une culpabilité latente à propos de « l'épisode de la cocaïne », selon l'euphémisme d'E. Jones. Freud, ayant entrepris une recherche de son action thérapeutique, l'avait en effet administrée à son ami/rival Ernst von Fleischl afin de le désaccoutumer de son addiction à la morphine, ce qui entraîna une intoxication chronique, et hâta sa mort. C'est son collègue Karl Köller qui poursuivit ses travaux et à qui l'on attribue la découverte des propriétés anesthésiques de la cocaïne. Cet « épisode » fut difficile à surmonter pour Freud, à tel point que la cocaïne vint à hanter ses rêves : à plusieurs reprises, particulièrement dans le rêve de *L'injection faite à Irma* ou dans celui de la *Monographie botanique*, Freud est réticent à poursuivre ses interprétations ou avertit le lecteur qu'il ne continuera pas dans cette direction. Le silence des psychanalystes jusqu'à une période récente vis-à-vis des addictions pourrait d'ailleurs s'expliquer, selon J.-P. Descombey[3], par une forme de continuité de cette réticence freudienne première. Les difficultés de classification nosographique, ainsi que les celles rencontrées avec ce type de patients dans la cure (voir

1. J.-P. Descombey, « L'alcoolisme, continent noir de la psychanalyse ? », *Revue française de psychanalyse*, 2004/2, vol. LXVIII, p. 561-579.

2. J.-P. Descombey, « Freud et les toxiques. De la tache aveugle dans l'autoanalyse à la "théorie chimique" (1994) », *Topique*, LVI, 1995, 167-190.

3. J. P. Descombey, « L'alcoolisme, continent noir de la psychanalyse ? », *op. cit.*

*infra*, chap. IV) se sont chargées d'accentuer les réserves des psychanalystes quant à leur intérêt pour les addictions.

Si la question des addictions n'a pas été directement abordée par Freud – le terme, d'ailleurs, n'a pas de traduction littérale en allemand – on peut quand même identifier l'utilisation de certains termes qui s'y rapportent. Ainsi, dans « Le traitement psychique », Freud évoque les *« habitudes morbides » (krankenhaften Gewohnheiten)* qui regroupent l'alcoolisme, la morphinomanie et les aberrations sexuelles, selon une conception conforme à celle de son époque. Il emploiera par la suite plusieurs termes comprenant la racine *wohnen*, notifiant quelque chose de quotidien et familier, devenu habituel, ordinaire. Le terme qui se rapprocherait le plus aujourd'hui de l'adjectif « addictif » serait issu de cette racine *wohnen*, souvent traduite par « accoutumance », au sens du terme anglais *habituation* (M.-M. Jacquet, A. Rigaud). Freud utilisera également les termes *Abhängigkeit*, la « dépendance » à proprement parler, ainsi que *Sucht (Sucht nach der Hypnose ; Spielsucht)*, terme pouvant assez bien définir en allemand les procédés addictifs – d'ailleurs, parfois traduit par « addiction » – et qu'il est possible de transcrire en français par les termes « besoin », « appétit », « passion », « addiction » et enfin « dépendance », sans que cette dépendance renvoie à un besoin physiologique, mais qui correspondrait plus à une forme d'appétence, dont l'absence d'assouvissement expose au malaise. Il reste le terme le plus proche de celui d'addiction, en particulier pour définir les figures cliniques qui composent aujourd'hui le spectre addictif. Ainsi, *Süchtigkeit* révèle l'existence d'un processus addictif pris dans un sens plus large que celui qu'on réserve habituellement aux toxiques. Les « habitudes morbides » désignent une première tentative de regroupement de différentes dépendances, pour nommer les pathologies liées à la dépendance, alors que les termes *Sucht* et *Anhängigkeit* servent plutôt à définir la dépendance en tant que processus. On notera que le terme *Anhängigkeit*, littéralement « pendre à » et renvoyant à l'expression populaire française « être accro », est surtout employé par Freud dans le registre du lien maternel (le terme *Abhängigkeit*, « cesser de pendre à » fait référence à la prise de conscience d'une distinction intérieur/extérieur).

On ne trouve pas de véritable modèle commun des addictions chez Freud, qui cherche davantage à en indiquer les différentes fonctions. Pourtant, certains questionnements seront précurseurs de ceux qui recouvrent la clinique contemporaine : s'agit-il d'une dépendance à des produits externes qui empoisonnent le corps ou d'une addiction à des états mentaux immatériels, à des activités ? Dans *Le Malaise dans la culture*, l'intoxication par introduction d'une substance est ainsi définie comme un état de plaisir analogue à celui qu'on peut trouver dans l'état de manie. On voit que, même si la notion d'addiction en tant que telle est absente de l'œuvre freudienne, les réflexions qui jalonnent ses textes peuvent servir de prémisses aux théorisations actuelles.

2. **La problématique addictive dans l'œuvre freudienne.** – On peut repérer les grands temps dans la pensée freudienne de l'addiction, regroupés autour de cinq textes principaux.

Le premier temps est celui du *Traitement psychique*, en 1890. Freud y traite principalement de la question de l'hypnose. La thérapie hypnotique, selon Freud, n'est pas seulement applicable dans le cas des états nerveux, mais aussi dans celui de la « désaccoutumance d'habitudes morbides ». Toutefois, le point faible de cette méthode est que son usage prolongé peut malheureusement entraîner à son tour « une sorte d'addiction à l'hypnose » *(Sucht nach der Hypnose)*, ainsi qu'une dépendance du sujet hypnotisé à l'égard du médecin hypnotiseur, dans un total abandon de soi, lié à « un attachement exclusif » et à une « obéissance crédule ». Si cette relation peut devenir « toxique », c'est parce que le corps se trouve placé dans un rapport particulier à l'autre, livré à ses suggestions, voire à ses injonctions – ce qui semble particulièrement faire écho à la signification d'*addictus*. Si cet abandon total de soi, comme le souligne Freud, est caractéristique de l'amour, il signe également la dépendance première de l'*infans* – le rythme des paroles de l'hypnotiseur pouvant par ailleurs évoquer le flux du lait maternel. L'addiction, chez Freud, se manifeste donc sous la forme d'une *dépendance à un état*, l'hypnose, soutenue par une *dépendance à l'autre* comme sujet. Dès les premiers textes, la possibilité d'un passage, d'un transfert d'une addiction à une autre est ainsi indiquée, ainsi que le principe de l'amour de transfert, qui se dégage dans cette référence à l'addiction. Dans *Psychologie des foules et analyse du moi*, Freud complètera les relations entre l'hypnose et l'état amoureux, états régressifs de « foule à deux », où l'autre a pris la place d'Idéal du Moi.

Dans « Le rôle de la sexualité dans l'étiologie des névroses », mais aussi dans sa correspondance avec Fliess, Freud aborde cette fois-ci plus directement la question de l'alcoolisme et de l'addiction aux jeux, définis comme des produits de remplacement à un manque de satisfaction des pulsions sexuelles non exprimées. Le succès des traitements « ne sera qu'apparent tant que le médecin se contentera de retirer au malade son agent narcotique sans se soucier de la source d'où jaillit l'impétueux besoin qu'il en a. [...] Une investigation plus précise montre en règle générale que les narcotiques sont destinés à jouer le rôle (directement ou par voie détournée) de la jouissance sexuelle manquante ». La masturbation est la première grande habitude, une forme d'addiction primaire, et les autres appétences (addiction à l'alcool, morphine, tabac) n'en seront que des répliques. Freud souligne ainsi la *valeur substitutive* des conduites addictives. La même idée sera reprise et servira de point de départ dans *Dostoïevski* et dans le commentaire de la nouvelle de Stefan Zweig, *Vingt-quatre heures de la vie d'une femme*. Dans l'*Introduction à la psychanalyse*, en 1916, Freud insistera davantage sur le fait que les intoxications et les abstinences livrent la même symptomatologie que les névroses actuelles. Qu'il s'agisse de substances toxiques introduites dans le corps de l'extérieur ou « formées dans l'organisme lui-même », elles se réfèrent toujours à des troubles du métabolisme des substances sexuelles : la sexualité y est conçue comme un toxique. « Tous nos breuvages enivrants et nos alcaloïdes excitants ne sont que le substitut de la toxine unique, encore à rechercher, de la libido que l'ivresse de l'amour produit. »

Publié dans la continuité des écrits sur le masochisme (1924), *Dostoïevski et le parricide* concerne une addiction spécifique, la passion du jeu, qui est encore référée à l'idée de satisfaction substitutive de la pulsion sexuelle, mais cette fois-ci en étroite articulation avec sa répression. Le symptôme addictif exprimerait – comme tout symptôme – deux modalités contradictoires, la satisfaction substitutive d'un désir et son interdit. La conduite, associée à une très forte pulsion de destruction, et ce, en raison de forts sentiments de culpabilité, révèle un processus de châtiment (voir p. 33 et s.). Le jeu – mais cela reste valable pour les addictions en général, caractérisées par une certaine destructivité, qu'elle s'exprime au moyen du toxique, de l'alcool, de la nourriture ou de son absence – permettrait ainsi d'assouvir un *besoin d'autopunition*. Le jeu, activité solitaire, ruineuse, destructrice est ainsi présenté comme un équivalent de l'onanisme, source de jouissance et de culpabilité. « Le caractère irrépressible de la tension, les résolutions solennelles et pourtant démenties de ne plus jamais le faire, l'étourdissant plaisir et la mauvaise conscience – on se détruit – tout cela est démesuré dans la nouvelle de Stefan Zweig », précise Freud.

Dans *Le Malaise dans la culture*, enfin, où l'on retrouve les références les plus citées, Freud insiste sur la fonction d'anesthésique que revêt l'expérience toxique. En effet, « telle qu'elle nous est imposée, notre vie est trop lourde, nous inflige trop de peines et de déceptions ». Pour la supporter, il nous faut des « échafaudages de secours », des « briseurs de soucis ». Le toxique est donc à la fois une forme pratique de satisfaction et une « mesure d'insensibilisation », dans *une double finalité, substitutive et défensive*. Méthode « grossière, mais aussi la plus efficace », l'intoxication consiste à débrancher la souffrance de la sensation ; « cesser de sentir pour cesser de souffrir » : l'intoxiqué, en s'injectant du plaisir immédiat, se rend inapte au déplaisir.

« L'intoxication organise une sorte de révolution intérieure de la sensibilité, à partir de cette inflexion de la résistance au déplaisir (dont on sent qu'elle a à voir avec l'intolérance à la frustration). »[1] Ainsi peut-on se soustraire au monde extérieur et trouver un refuge dans un monde à soi « offrant des conditions de sensations meilleures » à l'aide du toxique, ce qui tend à indiquer une protection pour colmater une faille, et qui révèle une fonction spécifique dans l'économie psychique du sujet. En concluant le mariage parfait – sans ambivalence – avec un objet toujours disponible et jamais décevant, comme Freud le suggère à propos du buveur de vin, le toxicomane désigne de façon univoque l'objet susceptible de le combler, mais recherche aussi *une* forme d'émancipation par rapport au monde extérieur : *la dépendance n'est qu'un symptôme qui révèle paradoxalement une quête d'indépendance*, le sujet ne consentant à cette aliénation toxique que pour garantir sa souveraineté (voir *infra*, p. 81 et s.). C'est donc une soif de liberté et d'indépendance qui est à l'origine d'un enchaînement masochique au toxique.

## II. – L'addiction dans le courant psychanalytique actuel

Il existe une grande diversité des approches théoriques psychanalytiques de l'addiction. Cette pluralité des modèles, à laquelle s'ajoute la multiplicité des formes cliniques d'addictions (boulimie, alcoolisme,

1. P.-L. Assoun, « Le briseur de souci ou l'indépendance toxique » in *L'Inconscient toxique* (ss la dir. de M. Zafiropoulos, C. Constantin, O. Nicolle), Paris, Economica, 2001.

addiction au jeu, etc.), ainsi que la disparité des modes d'organisation psychique sous-jacents (névrose, psychose, fonctionnements limites) donnent souvent l'impression d'une approche parcellaire qui ne retient qu'un aspect de la problématique. Le risque étant soit de ne considérer qu'un aspect d'une configuration clinique soit, au contraire, de méconnaître ou d'en gommer les spécificités cliniques. La notion d'addiction n'a toutefois de pertinence qu'à partir du moment où un modèle théorique commun est possible. Dans la définition qu'en donne J.-L. Pedinielli : « répétition d'actes susceptibles de provoquer du plaisir, mais marqués par la dépendance à un objet matériel ou à une situation recherchés et consommés avec avidité »[1], plusieurs concepts retiennent l'attention en raison des mécanismes qu'ils impliquent : la *dépendance, l'avidité* et la *consommation, l'acte*, la *répétition*, mais aussi en amont : l'utilisation du *corps*, et la proximité de la *destructivité*. Cette définition permet de saisir le concept d'addiction à partir de chacune des notions engagées.

1. **La dépendance originelle.** – Nul ne doute qu'il existe une dépendance physiologique à certaines substances ; mais, pour la psychanalyse, la question se redouble du fait que la *dépendance* est un processus naturel, *originel*, produit par la prématurité physique et psychique de l'enfant *(néoténie)*, rendant indispensable la présence d'un « autre secourable » (Freud) pour assurer sa survie. « Cette chose qu'on nomme nourrisson n'existe

1. J.-L. Pedinielli, G. Rouan, P. Bertagne, *Psychopathologie des addictions*, Paris, PUF, 1997.

pas »[1], entendez : sans son environnement. La question de la dépendance addictive prolonge ainsi directement la dépendance totale du nourrisson envers la « mère-environnement », de sa double dépendance (Winnicott), même, dans la mesure où l'enfant n'a pas conscience de cet état de détresse, de « désaide » *(Hilflosigkeit)*, d'impuissance à subvenir à ses propres besoins, étant donné son état d'indifférenciation vis-à-vis du monde externe. La dépendance primaire est donc paradoxalement imprégnée par l'impuissance et la toute-puissance paradoxale de *His Majesty the baby*[2] ou de l'omnipotence infantile[3]. Freud et plus encore Winnicott par la suite insisteront sur la fiabilité nécessaire de l'entourage face à la menace des grandes sommes d'excitation. Dans cet état de détresse, « l'action spécifique » est un acte nécessaire à la résolution de la tension créée par le besoin, seule façon de faire cesser le déplaisir suscité par un besoin insatisfait. Avec les expériences de frustration, et avec le besoin de l'objet, le nourrisson passera d'un état de dépendance *absolue* à un état de dépendance *relative* : la reconnaissance de la dépendance, qui prend appui sur le ressenti corporel apparaissant lors du manque de l'objet, ne se révèle que dans l'épreuve de la séparation et de la perte, de l'absence, avec la naissance du désir, grâce au souvenir de l'expérience de satisfaction. « La protection écarte de l'enfant les périls extérieurs, mais cette sécurité il la paye en angoisse de perdre l'amour de

1. D. Winnicott, *De la pédiatrie à la psychanalyse* (1969), Payot, 1989.
2. S. Freud, *Pour introduire le narcissisme*, 1914.
3. D. Winnicott, « Psychosis and Child Care », *Collected Papers*, p. 219-228 (1952), New York, Basic Books, 1958.

ses parents »[1] : le danger de la perte d'amour traduirait ainsi le passage de la dépendance biologique *à la réalité psychique de dépendance*.

La situation d'*Hilflosigkeit*, au cours de laquelle le nourrisson est totalement débordé par les excitations internes qu'il ne peut maîtriser, évoque très bien le manque toxicomaniaque, quand les sensations corporelles que le sujet est incapable de lier sont ressenties comme effraction : dans le mode de fonctionnement du sujet addicté, « le besoin semble se substituer au désir et l'action spécifique aux avatars de la réalisation du désir »[2]. Nombre de cliniciens ramènent ainsi spontanément les conduites de dépendance à une *régression* au lien originaire à la mère, à une « nostalgie de la mère »[3] : les sujets addictés chercheraient à réitérer un certain mode de jouissance qu'exprimerait, par exemple, la notion de « sentiment océanique » d'union avec « le Grand Tout »[4] présent dans les expériences sensorielles toxicomaniaques ou dans le sentiment d'apaisement et de bien-être qu'offre l'acte addictif. Les « accros » chercheraient à retrouver l'accrochage à l'objet primaire, à reproduire cette « constellation mère-nourrisson »[5]. L'objet d'addiction, témoin d'une impossible séparation, ne ferait que perpétuer la dépendance à un objet

1. S. Freud, *Abrégé de psychanalyse* (1940), Paris, PUF, 1985.
2. J.-L. Pedinielli, « Corps et dépendance », in *Dépendance et conduites de dépendance* (ss. la dir. de D. Bailly et J.-L. Venisse), Paris, Masson, 1994.
3. J. Lacan, « Les complexes familiaux dans la formation de l'individu. Essai d'analyse d'une fonction en psychologie », *Autres écrits*, Le Seuil, 2001, p. 23-84.
4. S. Freud, *Le Malaise dans la civilisation*.
5. D. Winnicott, *Thinking about Children*, London, Karnac Books, 1996.

devenu objet de survie – ainsi l'alcoolique, qui peut réellement mourir du manque d'alcool. C'est une forme de maintien de cet « état d'indifférenciation totale » qui favoriserait la pathologie sous-jacente à ces dépendances, le sujet maintenant un « secteur où il est resté un nourrisson, avec les besoins, les fantasmes et les modes d'agir du nourrisson »[1]. Winnicott a, le premier, cherché à théoriser cette « régression à la dépendance », en insistant sur la fonction de déni de la séparation de l'objet addictif. Conçus comme symptomatiques d'un non-accès aux phénomènes transitionnels – phénomènes assurant ordinairement la transition entre l'indifférenciation mère-nourrisson, l'internalisation de l'objet et l'organisation de la relation d'objet, dont l'objet transitionnel se fait témoin – les objets d'addiction maintiendraient l'illusion que sujet et objet, de même que tout sentiment et toute pensée, sont identiques, à savoir qu'il y a seulement un « état d'être » *(state of being)*.

Dans la continuité des travaux de Winnicott, Joyce McDougall, qui a promu en France le concept d'addiction, avance que dans les conduites addictives, il y aurait une défaillance de l'étayage maternel ne permettant pas à l'enfant d'élaborer les processus de séparation. En raison de ses angoisses ou de ses désirs inconscients, une mère peut inhiber la maturation de son nourrisson et *induire une relation addictive, tant à sa présence qu'à ses soins* (en particulier si son nourrisson lui sert à pallier les besoins frustrés dans son monde interne), relation addictive qui entraînerait chez l'enfant l'impossibilité de développer ses propres ressources

1. M. Little *et al.*, *Des états limites : l'alliance thérapeutique*, Paris, Éditions des femmes, 1992.

psychiques et un défaut de représentation interne d'une instance maternelle soignante. En l'absence d'une telle représentation interne lui permettant de supporter les états de tension et souffrance psychique, et afin de remédier au manque de ces introjects soignants, le sujet sera dans l'obligation de chercher un substitut des objets internes manquant, comme le nourrisson, dans le monde externe.

Dans cette optique, la recherche de l'objet addictif serait une tentative pour apaiser et venir à bout des conflits internes ; l'objet de l'addiction *signe l'échec de l'introjection* de l'objet *et remplit une fonction maternelle* : en ce sens, le recours aux addictions est une *tentative de restitution d'un espace transitionnel défaillant*. L'objet de l'addiction est ainsi considéré par McDougall comme un objet transitoire « tenant-lieu d'un objet transitionnel » : bien qu'ils tentent d'en jouer le rôle, les objets addictifs échouent nécessairement dans le fait que ce sont *des tentatives d'ordre somatique plutôt que psychologique* pour faire face à la douleur mentale ou à l'absence, et qu'ils ne peuvent fournir *qu'un soulagement temporaire* à la souffrance psychique. « Pensons ici à l'objet toxicomaniaque des addictions. Un tel objet est "transitoire" dans le sens où il faut le remplacer continuellement, puisqu'il n'a ni la signification, ni le destin d'un véritable objet transitionnel, à savoir un objet en voie d'introjection. Les sujets qui ont créé de tels objets ont échoué dans la tentative d'introjeter la fonction maternelle »[1].

L'économie addictive vise en effet la décharge rapide de toute tension psychique, interne ou externe. Grâce

1. J. McDougall, *Théâtres du Je*, Paris, Gallimard, 1982.

à l'objet d'addiction, le sujet ne subira plus jamais la déception de l'objet ayant fait défaut dans son psychisme. Tout affect menaçant sera déchargé dans l'acte addictif, se constituant en « néo-besoin » permettant une réponse immédiate sur le modèle de la satisfaction primaire du besoin. Vont devenir dépendants ceux qui vont utiliser de façon dominante, contraignante, la réalité externe, pour contre-investir une réalité interne qui ne leur donne pas une sécurité interne suffisante.

Dans cette perspective, tout échec de l'introjection amenant à un défaut d'objet interne pourrait aboutir à des « pratiques d'incorporation » (P. Gutton). La dépendance, marquée par le besoin insatiable, physiquement ressenti, l'irrépressible, le désir impérieux qui pousse à l'action et disparaît après l'acte (pour réapparaître graduellement), est toujours imprégnée d'un caractère oral d'*avidité* : littéralement « soi donner », l'addicté qui « s'adonne à » la boisson, la drogue, mais aussi au jeu, au sexe, au sport, met clairement en image le caractère de *consommation* de l'économie addictive, là où la quantité est engagée, quand il en faut « toujours plus » : les addictés sont des esclaves de la quantité » (de M'Uzan). Faute d'introjection, l'incorporation, son prototype corporel, permettrait de la suppléer par un maintien narcissique avec l'objet dont on ne peut faire le deuil. Les addictions représenteraient donc une sorte de « comportementalisation » d'un fantasme d'incorporation : l'addicté chercherait ainsi à gommer l'échec de l'intériorisation en réalisant une identification sur le mode fusionnel et animiste. Pour lutter contre la *vacuité intérieure* (absence de représentations, de fantasmes, liée à la carence des objets internes) la *consommation répétée* d'un objet qui permettrait la reprise d'une activité fantasmatique – l'objet faisant ainsi office d'un « inducteur fantasmatique » (P. Gutton).

2. **Le besoin.** – La régression à la dépendance semble favoriser le retour au « paradis d'un simple besoin » (Freud). Cette notion de besoin, fondamentale dans l'économie addictive, a été principalement abordée dans l'œuvre de Freud sous le registre du dualisme pulsionnel entre les pulsions d'autoconservation (le besoin) et les pulsions sexuelles (le désir) : la *pulsion* se développe dans un premier temps en s'étayant sur un processus vital, *l'instinct*, servant à la conservation de la vie, pour ne s'en affranchir que plus tard. Besoin et désir ne présentent ainsi pas le même type de fonctionnement : tandis que les objets de désir, qui peuvent varier à l'infini, ne sauraient jamais pleinement suffire, les objets du besoin, relativement fixes, se présentent au contraire comme pleinement satisfaisants. Pour illustrer l'objet de la fonction, Freud se réfère au « buveur de vin » (voir *supra* p. 24) : l'alcoolisme ou les toxicomanies peuvent en effet s'inscrire dans le réel de la consommation d'une substance redevenue vitale et unique, dans le « théâtre du réel » de la scène d'absorption du lait, du retour à un temps où ce qui compte n'est pas le contenant (l'objet sexuel, le sein nourricier), mais le contenu, apte à combler un vide interne.

Mode de fonctionnement régi par le « encore plus », qui répond en miroir à la plainte du « pas assez de lait », il semble laisser en marge le « autre chose », qui rompt avec le registre quantitatif et ouvre sur l'autoérotisme et l'activité fantasmatique. Les substances toxiques, qui comptent justement parmi les plus « aliénantes », semblent ainsi se substituer à la substance vitale originaire et instaurer d'emblée une relation dans laquelle « l'objet est devenu pour le Je source exclusive de tout plaisir et a été par lui déplacé dans le registre des besoins »[1]. C'est cette tentative de « désétayage », mimant l'instinct, cette tentative de retour du sexuel au besoin, qui, selon certains auteurs, aboutirait à l'économie psychique du toxicomane, qui échouerait chaque fois dans « le cul-de-sac du toxique »[2]. Car l'objet du besoin (le lait) n'est pas un objet au même titre que l'objet sexuel (le sein) : tandis que l'objet sexuel, fini, limité, relance l'espoir de la complétude sur un autre objet, la substance, de l'ordre du continu et de l'illimité, de l'infini, ne pourra conduire l'insatisfaction que vers une *solution quantitative*, quitte à ce que cette solution aboutisse à l'excès de la surdose : dès lors que la recherche se concentre et s'immobilise sur *un unique objet*, elle semble contrainte d'en renouveler l'expérience.

Les processus vitaux sont d'emblée infestés par l'ordre sexuel (J. Laplanche). Le besoin n'existe jamais seul, il est toujours imbriqué avec le désir, combiné au sexuel, notamment celui qu'imprègne l'inconscient maternel. La régression à la dépendance ne peut qu'être – au moins en après-coup – une régression à la dépendance orale, pulsionnelle. Le rabattement sur le besoin serait une tentative (désespérée) de court-circuitage du désir, une tentative de « désexualisation du corps »[3], pour que, réduit à l'état de simple besoin, celui-ci ne

1. P. Aulagnier, *Les Destins du plaisir*, Paris, PUF, 1979.

2. F. Gantheret, « La haine en son principe », *Revue française de psychanalyse*, 1986/33, p. 63-73.

3. J.-L. Pedinielli, « Corps et dépendance » in *Dépendances et conduites de dépendance* (sous la dir. de D. Bailly et J.-L. Venisse), Paris, Masson, 1994.

puisse plus exister qu'en fonction de l'intensité d'une sensation. Quête d'un besoin « purifié », débarrassé de toute référence à l'objet, défense contre l'empiétement pulsionnel et donc contre les traces de la présence de l'autre.

3. **Une quête d'indépendance.** – Toujours *auto-administré*, l'acte addictif offre au sujet une expérience, une sensation qui l'isole d'autrui, sans pour autant constituer une réelle pratique autoérotique. Forme « d'auto-érotisme raté », la pratique solitaire révèle un évitement de la confrontation à l'autre : « rien ne doit être reçu de l'autre ; rien ne doit faire naître un sentiment de dette »[1]. Fuir l'insupportable de la dépendance psychique : certaines overdoses ou gestes suicidaires auraient ainsi pour fonction essentielle de rompre avec une relation vécue comme aliénante. En se maintenant dans un système du besoin, plus économique, réduit à une seule logique : tension/produit/réduction de la tension/absence de produit/tension, l'économie addictive tenterait ainsi d'estomper toutes les autres manifestations psychiques et, surtout, *d'annuler ce que le fonctionnement psychique doit à l'autre* (P. Jeammet). L'addiction est un véritable montage dont la logique se situe du côté de la restitution et de la tentative de se dégager d'une aliénation : quête d'affranchissement et, plus fondamentalement, négation d'une dépendance qui n'en persiste pas moins de diverses manières (J.-L. Pedinielli).

L'étymologie ne dit rien d'autre : *addictus* renvoie à la condition d'esclavage, en raison d'une dette impayée

1. O. Lesourne, *op. cit.*

– car impayable : la dépendance et la dette primaire à un autre sont insupportables en tant qu'elles constituent une menace d'engloutissement ; l'autre s'avère en effet « doublement nécessaire et donc doublement dangereux » : nécessaire pour créer l'excitation indispensable au Moi pour se sentir exister, mais aussi pour calmer l'excitation née du risque d'intrusion ou d'absence, les deux se conjuguant pour souligner *l'importance de l'objet au détriment du Moi*. D'où le risque d'une dépression narcissique quand il y a fuite de l'objet et le danger d'effets trop excitants, qui menacent de déborder le sujet, quand l'objet est présent (J.-L. Pedinielli). Pour le fonctionnement addictif, l'amour est en effet une violence incontrôlable qui risque sans cesse de placer le sujet sous le régime de l'objet, de l'y assujettir, « soumission et assujettissement insupportables parce qu'ils le menacent d'hémorragie narcissique ou de destruction de sa toute-puissance ». L'addiction est ainsi un « moyen de contenir la relation objectale de dépendance et de maintenir un écart narcissico-objectal suffisamment sécurisant ». (P. Jeammet).

Cette difficulté à supporter l'emprise que l'autre pourrait exercer sur lui pousserait le sujet à adopter des objets *subjectivement* moins dangereux, c'est-à-dire moins menaçants psychiquement. La conduite addictive, en tant que quête d'affranchissement de la dépendance affective, induit une autre forme de dépendance *qui en prend le relais et la renforce paradoxalement, dans un processus circulaire* (B. Brusset). Cette « économie parallèle » (J.-L. Pedinielli) est un mode particulier de stimulations et d'apaisements obtenus par des éléments matériels, objets ou situations, placés *sous contrôle*, dont l'acquisition dépend de démarches et de gestes concrets, rappelant l'action spécifique des premiers temps. La conduite addictive instaure un *pseudo-objet sous emprise* : dans cette perspective, l'objet d'addiction peut être vu comme un « pansement pour la psyché » qui colmate les brèches liées aux défaillances des assises narcissiques et des premiers autoérotismes, en s'offrant comme néo-objet de substitution, toujours à disposition, maîtrisable, n'apportant aucune confrontation à la différence et évitant ainsi les angoisses de séparation et de castration (P. Jeammet). L'addiction apparaît ainsi comme la négation du fonctionnement psychique reposant sur l'investissement libidinal de l'objet, en opérant une réduction du désir au besoin, de l'autre à un instrument, de *l'objet perdu* à un objet matériel *toujours remplaçable*. Pourtant, en raison des défaillances d'introjection, la solution addictive ne pourra que se transformer, à son tour, en contrainte pour le Moi. Pour fuir l'insupportable de la dépendance aliénante et se produire enfin comme sujet, l'addicté se consacre entièrement à un objet ou à une conduite – jusqu'à s'y perdre – ce qui, paradoxalement, entraînera sa destitution de cette position de sujet.

4. **Destructivité et fantasmes ordaliques.** – Grâce à l'objet d'addiction, le sujet s'assure une souveraineté vis-à-vis de l'objet et une victoire sur son aliénation. En raison de ce déni de la dépendance, de ce « triomphe maniaque » sur l'objet, certains auteurs estiment que les « manies des toxiques » peuvent parfaitement s'éclairer de leur envers mélancolique, l'addiction se constituant en *ersatz* corporel de la mélancolie, là où « la culture de la pulsion de mort règne ». Exprimée dans le transfert, l'apparition d'un fantasme mélancolique

dans la cure constituerait ainsi un réel mouvement de bascule, « pensée angoissante de l'inévitable perte de soi-même lors des séparations de l'analyste, [...] nostalgie d'un autre qui commence à exister parce qu'il n'est plus »[1].

L'addiction se manifeste en effet comme une entreprise autodestructrice, qu'elle s'attaque au corps ou au psychisme – à tel point que cette attitude peut être ressentie comme une provocation par certains soignants. On trouve derrière toute addiction « la mort en perspective »[2], un énorme travail de sape mené sous l'égide de la pulsion de mort, même si, en amont de ce fantasme d'annihilation, l'économie addictive organise et relève toujours d'une automédication, d'une fonction thérapeutique. Si, dans la mélancolie, le surmoi, instance régulatrice, peut aussi « tomber malade », se déchaîner contre le sujet mélancolique et le tourmenter jusqu'au suicide, la conduite « suicidaire » des addictés – qui trouve d'ailleurs fréquemment une issue tragique, en particulier dans les addictions comportementales – pourrait venir satisfaire un besoin de punition, ainsi que Freud le suggère pour le jeu pathologique, quand le surmoi tyrannique pousse à « payer de sa personne », quand la jouissance masochiste impose le « châtiment de soi-même » (Freud) – le sentiment de culpabilité prolongeant la dette de l'*addictus*.

Selon d'autres auteurs, l'addicté, de par le manque d'élaboration des deuils, aurait tendance à s'identifier – jusqu'à se confondre – à des objets morts. Ne mesurant

1. M. Zafiropoulos, « L'inconscient toxique. Surmoi, dépendances et figures du cauchemar » in *L'Inconscient toxique*, *op. cit.*
2. O. Lesourne, *op. cit.*

pas les risques encourus et les situations de danger dans lesquelles il place sa propre vie (en particulier dans les toxicomanies, mais aussi dans l'anorexie), il semble en quête d'un acte lui permettant de triompher de la mort, en exprimant des « fantasmes de résurrection » (H. Rosenfeld), ou des « conduites ordaliques » porteuses d'un défi et d'un pari vis-à-vis d'une toute-puissance à laquelle il s'affronte (A. Charles-Nicolas ; M. Valleur). Épreuve moyenâgeuse où l'on se remettait par diverses épreuves au jugement de Dieu, l'ordalie soumettait le sujet à une épreuve particulièrement ardue (marcher sur les braises, plonger sa main dans un liquide brûlant, etc.) mettant en jeu l'intervention de la puissance divine. Consistant à s'en remettre à une puissance extérieure – le hasard, le destin – les fantasmes ordaliques traduiraient chez l'addicté la volonté de reprise, par la prise de risque mortel, du contrôle de sa vie, afin, paradoxalement, de se sentir vivant. Ce comportement répété de mise à l'épreuve, de confrontation à la mort aurait ainsi valeur de protection, en assurant un triomphe mégalomaniaque sur les pulsions destructrices et autodestructrices.

5. **Un acte-symptôme.** – L'addiction est davantage une solution *psychosomatique* qu'une solution psychique à la souffrance. Les addictions, caractérisées par des agirs immédiats, voués à la répétition, s'apparentent à des « actes-symptômes » : « tout acte-symptôme tient lieu d'un rêve jamais rêvé, d'un drame en puissance, où les personnages jouent le rôle des objets partiels ou même sont déguisés en objets-choses, dans une tentative de faire tenir aux objets substitutifs externes la fonction d'un objet symbolique qui manque ou qui est

abîmé dans le monde psychique interne »[1]. Le recours à des *objets-choses*, correspond à un « théâtre du réel » qui se substitue à la paralysie de la psyché, *compense un « engourdissement de l'imaginaire »* (J.-L. Pedinielli). L'agir résulterait ainsi des défaillances rencontrées par la psyché pour élaborer un conflit sur la seule scène psychique : les conduites addictives sont des *acting out* directs, sans remémoration ni élaboration psychique, et correspondent à des autoérotismes particuliers ; elles *se substituent au fantasme* en réalisant un plaisir de fonctionnement qui adhère au besoin. La décharge dans l'agir est un mode particulier de défense qui permet au sujet de maintenir un équilibre psychique dès lors qu'il est menacé soit sur le versant objectal, soit sur le versant narcissique : « c'est l'enfant qui, dans la détresse la plus totale, ne se rend pas au néant, à la pulsion de mort mais sort du berceau pour chercher lui-même quelque chose à avaler ou à boire »[2].

Le passage à l'acte peut également s'inscrire dans une logique de réduction de la souffrance liée à l'aliénation : « mesure pour s'étourdir »[3], il représente une décharge, mais aussi un pouvoir antisymbolisation, *une coupure avec élaboration psychique*. L'addiction représenterait pour certains une sorte de « dé-psychisation », d'exclusion de la dimension psychique ou subjective[4]. J. McDougall postule que le but premier de l'acte

1. J. McDougall, *Théâtres du je*, Paris, Gallimard, 1982, p. 20.

2. « Entretiens avec Joyce McDougall », *Nouvelle revue de psychanalyse*, 1984, 29, p. 144.

3. S. Freud, « Nouvelles remarques sur les psychonévroses de défense 1896 », *Névrose, psychose et perversion*, Paris, PUF, 1973.

4. G. Pirlot, *Psychanalyse des addictions*, Paris, Armand Colin, 2009.

addictif est de se débarrasser de ses affects (alexithymie). Du fait des défaillances de l'organisation du Moi et parce que l'organisation psychique n'est pas à même de lier représentation et affect, le fonctionnement psychique est assailli par des douleurs insoutenables, « au-delà de l'angoisse de castration », qui concernent la mort psychique, « où le Je risque de perdre ses repères narcissiques et identificatoires »[1]. La prise de substance ou la conduite viennent avant tout éviter l'irruption de l'affect : le « briseur de souci » est une sorte d'écran de fumée, un analgésique engourdissant les expériences affectives, formant un rempart contre le risque d'écroulement. L'addicté est donc un sujet pris dans un cercle vicieux, qui lutte par des actes contre une douleur déclenchée par une menace d'annihilation et qui ressent ce type de douleur parce qu'il se trouve dans l'impossibilité de traiter psychiquement certains phénomènes.

L'acte addictif s'exprime surtout par une « recherche de sensation » – également mise en évidence par la psychiatrie anglo-saxonne (M. Zuckerman) –, l'excitation-sensation visant principalement à contre-investir toute représentation (représentant-représentation) de la pulsion. Jouant le rôle d'un « procédé autocalmant »[2], l'addiction convoquerait l'excitation afin de lutter contre le vide affectif et une « dépression blanche »[3]. Face au défaut de sécurité interne et aux menaces d'annihilation et de confusion avec l'objet, seul le maintien d'une

1. J. McDougall, *Théâtres du je*, *op. cit.*

2. Voir C. Smadja, « À propos des procédés autocalmants du Moi », *Revue française de psychosomatique*, 1993 ; G. Szwec, *Les Galériens volontaires : essais sur les procédés autocalmants*, Paris, PUF, 1998.

3. P. Marty, *Les Mouvements individuels de vie et mort*, Payot, 1976.

excitation endogène assurerait les sujets de la permanence de leur différenciation avec l'environnement. Instaurant le règne de la sensation, l'expérience toxicomaniaque interviendrait ainsi pour compenser les défaillances de l'enveloppe de représentation, « sensorialité supposée pensante »[1], organisation dans laquelle le sensoriel fait fonction d'activité de penser.

6. **L'adolescence.** – Les addictions s'inscrivent au cœur de l'adolescence : la plupart d'entre elles, qu'elles se présentent sous l'aspect de toxicomanies diverses, de l'alcoolisme, des troubles boulimiques et anorexiques, de tentatives de risque (ou de suicide) à répétition, ou d'une dépendance au jeu vidéo naissent en effet de manière privilégiée à cette période, à tel point que le processus de dépendance apparaît comme indissociable de la mécanique adolescente et du travail du pubertaire. Représentant une rupture nécessaire vis-à-vis de la dépendance aux objets parentaux, dont la proximité est devenue dangereuse du fait de l'avènement de la puberté et d'une réactivation œdipienne, certains auteurs considèrent l'adolescence, dans son ensemble, comme *un processus d'aménagement de la dépendance* (P. Jeammet).

Le deuil relatif des premières relations d'objet doit laisser la place à un travail d'introjection de nouveaux objets, afin de combattre un sentiment de vide et d'animer un espace psychique qui s'est brusquement trouvé dépeuplé. Mais pour que ce travail de séparation avec les objets parentaux soit possible, pour qu'elle ne

1. P. Aulagnier, *op. cit.*

constitue pas un équivalent d'une destruction et d'une perte, des assises narcissiques suffisamment solides sont nécessaires. Du fait des remaniements pulsionnels et narcissiques, l'adolescent peut ressentir « son appétence objectale » (P. Gutton) comme menaçante pour son autonomie et son équilibre narcissique.

En tant que pratiques d'incorporation, les conduites addictives permettent à l'adolescent de combler ce vide interne, « d'abolir la dimension imaginaire du manque, de faire l'économie du désir et de la relation à l'autre »[1] : l'adolescent tentera de mettre en place un processus dans lequel il substituera à une relation affective vécue comme menace potentielle pour son autonomie, une relation de domination sur un objet prenant la fonction substitutive de cette relation intolérable. En ce sens, le lien addictif à l'objet constituerait une « modalité d'aménagement pervers », relevant d'une fonction anti-objectale et plaçant les objets sous emprise.

1. P. Jeammet, « Psychopathologie des conduites de dépendance et d'addiction à l'adolescence », *Cliniques méditerranéennes*, 47/48, 1995, p. 155-175.

## Chapitre IV

# LE TRAITEMENT DES ADDICTIONS

La prise en charge des addictés se montre difficile, souvent émaillée de nombreux abandons et rechutes. La difficulté de prise de conscience du trouble et de son caractère pathologique, voire le déni massif des conduites addictives et de leurs conséquences ne facilitent pas la mise en place d'une « alliance thérapeutique » qui s'avérerait pourtant nécessaire, et c'est souvent au détour d'une évolution vers un état dépressif que le sujet pourra réellement évoquer son état de dépendance. Beaucoup de cliniciens insistent sur la nécessité d'un premier temps « médicalisé », centré sur le processus de sevrage et le traitement médical du syndrome de manque, à l'aide de traitements de substitution ou par le traitement d'un trouble psychiatrique associé (le plus souvent des antidépresseurs). En intégrant la prise régulière d'une substance addictive médicalement assistée, les produits de substitution (*méthadone* remplacée par le *Subutex*®, aux caractéristiques pharmacologiques différentes) permettent d'éviter les symptômes propres à la consommation tels que le manque ou le *craving* et les risques potentiels liés aux substances, mais peuvent aussi favoriser une réinsertion sociale. Si cette prise en charge médicale est nécessaire, elle reste limitée, car les difficultés se situent souvent bien au-delà du produit

– les soins en centres de désintoxication ne se limitent d'ailleurs plus au seul sevrage.

Un second temps, celui de la prise en charge psychologique, doit venir compléter le soutien médical, par l'intermédiaire de psychothérapies individuelles, selon différentes approches : thérapies individuelles psychanalytiques ou d'inspiration psychanalytique, systémiques (dont l'approche en France reste proche de la psychanalyse) ou cognitivo-comportementales (les « TCC »). Mais aussi souvent les thérapies de groupe (groupes de parole – dont le plus populaire : les *Alcooliques anonymes* – psychodrame psychanalytique de groupe) qui permettent de répondre à la fragilité narcissique et aux difficultés identificatoires en permettant au sujet de se reconnaître dans l'expérience des autres et en s'en différenciant.

## I. – Les psychothérapies analytiques

Les cures des toxicomanies, « comme pour toutes les autres cures d'abstinence, [...] ne réussiront qu'en apparence, tant que le médecin se contentera de retirer au malade son agent narcotique sans se soucier de la source d'où jaillit le besoin impérieux de celui-ci »[1]. Affirmant l'existence du sujet de l'inconscient, au-delà du symptôme, l'approche psychanalytique, en tant qu'écoute d'un sujet *singulier*, ne saurait ni se fixer comme objectif la guérison/éradication de la conduite addictive, ni se réduire à une simple application du paradigme théorique de l'addiction au sujet. En effet, la cure ne peut

1. Freud, « Le rôle de la sexualité dans l'étiologie des névroses » in *Résultats, idées, problèmes*, *op. cit.*

résumer le sujet à son trouble, l'addiction ne constituant qu'un élément de son existence – la difficulté résidant souvent dans le fait que le sujet addicté se présente, se définit, lui-même, par cette identité d'emprunt : « je suis toxicomane » ; « je suis alcoolique » et non : « j'ai un trouble alcoolique ». Même si la conduite addictive n'est pas un symptôme, c'est-à-dire l'expression transformée, métaphorique, d'un conflit inconscient, l'interrogation que promeut l'analyse concernera ce qui *anime* le sujet et engagera une réflexion sur les « à-côtés » de l'addiction.

Les différentes addictions ont en commun de mettre en péril la démarche analytique, difficultés principalement liées à l'intolérance aux affects et au travail d'introjection, et à la « phobie du travail psychique », qui rendent laborieux le maniement du transfert (P. Gutton) et qui font parfois penser à un fonctionnement opératoire (P. Marty) : la relation pragmatique à la psychanalyse, le poids du banal dans le discours, « le langage prêt-à-porter plus que sur mesure » fait de clichés et meublant les silences, les éléments actuels en lieu et place des souvenirs d'enfance, etc. Tous ces éléments semblent être les manifestations d'une « parole vide », utilisée comme un acte, les manifestations d'un « discours écran » ne consistant pas à communiquer, à informer sur les pensées et affects, mais à les faire éprouver au psychanalyste. Que ce soit sous la forme de disqualification ou d'interruption, le dispositif analytique subit des attaques incessantes : sabotages du cadre, désinvestissement, absences, retards…

Le véritable obstacle à un abord analytique reste la fragilité narcissique de ces sujets ou l'importance des remparts-prothèses narcissiques qu'ils se sont donnés

(P. Jeammet). À cause de leur mode de relation particulier à l'autre, ils placent l'objet-psychanalyste dans un état d'impuissance : parce qu'il est ressenti comme « objet délabrant, mortifère, à fuir », le psychanalyste est relégué au rôle de mère inadéquate qui n'entend rien aux désirs du patient et qui est incapable de le libérer de sa relation addictive. Et pourtant, malgré les réticences et difficultés du patient à s'inscrire dans une démarche analytique, la plupart des analystes amenés à écouter des sujets en addiction ont constaté une tendance addictive vis-à-vis de l'expérience analytique même, un phénomène de déplacement s'opérant de l'objet d'addiction vers la personne de l'analyste et/ou la situation analytique, parfois sous une forme passionnelle, et souvent vécue avec les mêmes caractéristiques d'intensité que les relations avec l'objet d'addiction (S. Le Poulichet, P. Jeammet, J. McDougall). De nombreux *acting out* peuvent ainsi venir émailler la cure, quand la dépendance au psychanalyste réveille l'aliénation à l'autre – ce que l'addiction venait justement dénier. C'est donc un transfert original, archaïque, cherchant à annuler la différence entre soi et l'autre, tout en craignant la fusion mortifère, qui prendra forme. C'est sur le « roc de la dépendance », donc, que viendront s'échouer nombre de tentatives psychanalytiques, ou, à l'inverse, s'amarrer les cures interminables qui font du transfert une nouvelle édition d'une relation de dépendance (J.-P. Descombey).

Si les sujets dépendants ne sont généralement ni prêts ni désireux de s'engager d'emblée dans une cure-type, le silence de l'analyste les renvoyant à un sentiment insupportable d'abandon et de vide, les analystes ne sont pas non plus nombreux à vouloir prendre en charge cette catégorie de patients. S'ils sont les « parias de la pratique analytique », c'est parce qu'ils déclenchent chez les analystes des manifestations contre-transférentielles négatives, voire hostiles – ou des « contre-attitudes », plutôt que contre-transfert, étant donné qu'ils s'inscrivent rarement dans une cure-type. Pourtant, la « prise en considération des contre-attitudes fournit une voie de choix, sinon royale, vers la problématique du patient, ne serait-ce que découvrir sa souffrance à travers celle qu'il provoque en nous »[1]. Les mouvements contre-transférentiels, à la mesure du désarroi du sujet, sont multiples. C'est, d'abord, un sentiment de lassitude, d'ennui que ressent le psychanalyste, voire un sentiment de détresse vis-à-vis de cette vacuité à laquelle il est confronté. Un désintérêt risque de s'installer au détriment de toute attention flottante, et même une sensation de « paralysie psychique », de stagnation ou d'immobilisation de tout processus psychique, un sentiment de mort interne, qui passe du discours du patient au ressenti de l'analyste (A. de Mijolla, S. Shentoub). Atteint dans son narcissisme de thérapeute, face à son impuissance à susciter un travail de liaison, de recherche de sens et d'intériorisation, le psychanalyste peut se sentir « désaffecté » par rapport à sa propre réalité psychique, devenir alexithymique lui-même, incapable d'analyser ses affects. « Ils nous enlèvent la curiosité, le désir d'en savoir plus ; arrivent à éteindre le feu affectif de l'autre, le rendre indifférent à sa douleur. »[2] Des réactions de rejet, en miroir à certaines condamnations médicales

1. J.-P. Descombey, « L'alcoolisme, continent noir de la psychanalyse ? », *Revue française de psychanalyse*, 2004/2.
2. *Ibid.*

(« ce ne sont pas de vrais malades ») ou de dégoût, surtout vis-à-vis des patients alcooliques, jusqu'aux autoreproches d'avoir accepté de tels patients en analyse. « Et jusqu'à la haine, ressentie, mais pas toujours facile à repérer, car honteuse, soit en réaction à des agressions verbales qui font mal, soit en lien avec des haines refoulées du thérapeute lui-même. Quel autre type de patient peut suggérer l'exclamation muette : *Qu'il crève puisqu'il le veut !* »[1]

La difficulté, pour le patient, à percevoir sa propre souffrance psychique, l'absence de désir d'introspection, le rejet de tout ce qui est psychique, l'intolérance au cadre analytique (au silence de l'analyste, aux interprétations reçues comme des agressions) et au fait de dépendre d'un autre pour se soigner (« seul un alcoolique peut comprendre un alcoolique ») sont souvent autant d'arguments en défaveur d'une orientation vers la psychanalyse, ou, en tout cas, vers une cure-type, qui exigera nécessairement certains aménagements (O. Fénichel ; S. Lebovici ; P. Jeammet).

Certains auteurs ont, par exemple, décrit un temps préalable nécessaire au travail psychanalytique proprement dit, afin d'élaborer « une alliance narcissique de base » qui permettrait de développer un minimum d'échange objectal autour du lien thérapeutique : l'établissement progressif d'une continuité relationnelle suffisamment sécurisante permettrait une ouverture vers la différence et la conflictualité, sollicitant une pensée interrogative sur soi et permettant la relance des processus de déplacement (P. Jeammet) : les difficultés de

1. *Ibid.*

verbalisation et d'élaboration peuvent rendre nécessaire une investigation plus « active » portant sur l'expérience subjective avant que la libre association ne soit possible.

La psychothérapie analytique aura comme objectif principal la « réanimation » du fonctionnement psychique du sujet pour favoriser d'autres issues que la solution addictive. Pour P. Gutton, l'évolution de la cure des addictés devra avant tout emprunter une voie originale, celle de la transformation de la conduite en un « authentique » symptôme, mutation à l'opposé de la logique mortifère de la déliaison, dès lors que l'addiction pourra être enfin réellement questionnée par le sujet, se situant cette fois-ci comme producteur, et non plus victime, de sa conduite d'addiction. Toutefois, faire de la conduite addictive un symptôme ne saurait suffire :

« Si, dans le cadre de la cure, le sujet réussit à faire symptôme de la question de son rapport à l'addiction et à son objet, ce symptôme [...] assure une cohésion du sujet. S'interroger sur l'addiction, le rapport à l'objet, c'est bien questionner le rapport à l'errance, à la défection qu'il évite, mais aussi la nature de ce qu'il permet. L'addiction concrète se manifeste comme une réponse dans le réel à une interrogation sur le désir, la jouissance, le rapport à la société. Pour aliénante qu'elle soit, cette réponse n'en constitue pas moins quelque chose avec laquelle le sujet doit vivre. En effet, si la disparition de la conduite concrète d'addiction peut être considérée comme une évolution extrêmement positive, puisque le sujet n'a plus recours à cette solution illusoire, il reste que certaines abstinences restent tout autant addictives que la dépendance. La question analytique est alors de soutenir le sujet dans un travail d'analyse et d'assomption des potentialités addictives qui agissent en lui et qu'il lui appartient de situer par rapport à son désir. »[1]

## II. – Les thérapies familiales

1. **Apports conceptuels.** – Développées dans les années 1950 aux États-Unis, les thérapies familiales (ou systémiques) se situent au croisement de différents courants de pensée et intègrent les données issues de différents champs : sociologique, biologique, psychanalytique, anthropologique. Mais c'est surtout la théorie systémique ou « théorie des systèmes » qui en constitue l'apport théorique principal : plus complexe qu'un simple groupe, un système ne peut être défini par la somme de ses éléments, car ceux-ci sont en interaction les uns avec les autres, interaction qui forme un équilibre pour que le système s'autorégule (principe d'homéostasie). Fondées par l'école de Palo Alto en Californie (G. Bateson ; P. Watzlawick), les thérapies familiales sont issues d'une application de la théorie des systèmes aux sciences humaines et à la théorie de la communication : un sujet n'est jamais un individu isolé ; il est lié à un écosystème (essentiellement le système familial, mais pouvant être étendu à l'école, au quartier de résidence, etc.). Autrement dit, chaque membre de la famille affecte les autres et est affecté par eux ; les troubles psychologiques sont ainsi conçus comme le produit d'une perturbation de l'environnement : dans la psychopathologie, c'est donc le système dans sa globalité qui

1. P. Gutton, « Pratiques de l'incorporation », *Adolescence*, II, 1984.

maintient le symptôme – on consulte pour le sujet, mais c'est le système dans lequel il évolue qui est perturbé et qu'il faut soigner.

Le groupe familial est également affecté par le système de communication : il existe deux langages au sein du système, le langage verbal (digital : l'énoncé proprement dit) mais également le langage non verbal (posture, gestuelle, mimique, ton de la voix) qui donne des indications sur la nature de la communication elle-même et désigne la manière dont le message doit être perçu. Si, dans les relations normales, ces deux langages sont concordants, ils peuvent également être en conflit et entraîner des confusions et des situations paradoxales, ce qui entraînera des troubles de la communication ou « communication paradoxale ».

Ces dysfonctionnements interactionnels peuvent induire de véritables souffrances et produire des crises qui se résoudront dans des symptômes. Le plus connu d'entre eux est la situation de double contrainte *(double bind)*, dans un contexte d'émission de deux messages contradictoires simultanément émis, qui laissent le récepteur dans une situation de crise dès lors que sa relation avec le locuteur est essentielle, rendant vitale la compréhension du message. Le récepteur, dans l'impossibilité de sortir du cadre fixé par le message et son émetteur, doit choisir une issue à une situation qui ne peut pourtant induire de solution, puisque « l'injonction paradoxale » barre la possibilité même du choix. Cette situation de double contrainte a été notamment mise en évidence dans l'émergence des troubles schizophréniques (G. Bateson). Les troubles de la communication au sein d'un système peuvent donc affecter très lourdement le fonctionnement mental et engendrer des troubles importants (tentatives de suicides, dépressions, décompensations psychotiques, délinquance, anorexie, toxicomanies, etc.). Dans cette perspective, la clinique systémique permet d'établir une typologie familiale en fonction des modalités de communication interne (comme, par exemple, le modèle de la famille « complice inconsciente », la famille « atteinte de cécité », la famille « à message paradoxal », etc.) et le repérage de mécanismes sous-jacents (secrets de famille, mythes familiaux, alliances intergénérationnelles et transgénérationnelles, loyautés invisibles, transgressions familiales, etc.). Les symptômes, comme dans la perspective psychanalytique, sont des solutions élaborées par un sujet qui s'est adapté à un système dysfonctionnel.

2. **Approche systémique des addictions : l'exemple de la toxicomanie et de l'anorexie.** – L'étude de la toxicomanie a débuté à la fin des années 1970, avec les travaux de M.-D. Stanton sur la prise en charge des patients toxicomanes dans le cadre des thérapies familiales systémiques ; plus récemment, les travaux de P. et S. Angel tentent d'établir une pathogenèse familiale. S'il n'y a pas de portrait-type du toxicomane, pas plus que de sa famille, une sorte de profil familial se dégage, en lien avec le processus d'adolescence, grâce à quelques concepts-clés, avec les notions de *mythes familiaux* et de *familio-dépendance*.

La notion de *mythe familial*[1], qui désigne un ensemble de croyances partagées par tous les membres d'une

1. J. Ferreira, « Les mythes familiaux », *in* P. Watzlawick et J. Weakland, *Sur l'interaction. Palo Alto 1965-1974. Une nouvelle approche thérapeutique*, Paris, Le Seuil, 1981.

même famille et véhiculées de génération en génération comme une vérité, est particulièrement intéressante à déceler et à examiner dans les familles de toxicomanes. Construit autour de souvenirs mémorisés par des générations successives, le mythe familial est élaboré et transmis sous la forme d'un récit symbolique définissant la nature des relations intrafamiliales. Attribuant à chacun un rôle et une place spécifiques dans la famille, il permet la régulation du système en renforçant la cohésion du groupe. Dans les familles de toxicomanes, plusieurs mythes familiaux ont été mis en évidence et, en premier lieu, le *mythe de l'harmonie familiale* : la cohésion familiale étant assurée par le sentiment partagé d'une excellente entente, le drame de la toxicomanie venant directement menacer sur le mode fulgurant et imprévu, cette parfaite harmonie. Le sujet toxicomane, en position d'extériorité et incarnant la fonction de bouc émissaire, permettrait de soutenir et même de renforcer ce mythe. *Le mythe de la marginalité*, ensuite, vient révéler une fascination pour la déviance, la famille jouissant ainsi par procuration du statut de marginal d'un des membres, celui-ci perpétuant d'une certaine façon la culture transgressive de la famille. Les parents peuvent reprocher verbalement la consommation de toxique et exprimer à leur insu toute une série de signaux implicites favorisant la transgression (langage non verbal). M.-D. Stanton a souligné cette culture transgénérationnelle de la transgression dans les familles de toxicomanes, qui flirtent avec les interdits ou qui transgressent les lois morales (vols, *deal*, ou rapprochements incestueux et para-incestueux, absence d'intimité personnelle, etc.). *Le mythe de la nécessité d'un absent*, enfin : la cohésion familiale n'est assurée que lors de l'absence d'un des membres, dans une mise à distance régulatrice ; cette cohésion ne pourrait s'établir qu'autour de l'attente d'un retour ou de l'appréhension d'un départ : le toxicomane-marginal, par ses allers-retours incessants, présent tout en étant ailleurs, fournirait à la famille cet élément d'extériorité qui lui est nécessaire pour fonctionner.

Les concepts de *codépendance* et de *familio-dépendance* (P. et S. Angel ; N. Duriez) ont également permis d'éclairer et de décrire les connexions étroites entre le toxicomane, le produit consommé et les relations familiales. Toute une série de *codépendances* dans les familles de toxicomanes, sans que ces dépendances signifient la consommation réelle de produit – même si l'on retrouve souvent une fréquence élevée de dépendances multigénérationnelles : un père alcoolique, une sœur anorexique, une mère consommatrice de psychotropes… (M.-D. Stanton). Sans être directement dépendants, les membres de la famille peuvent s'inscrire dans cette notion de codépendance, par exemple en étant un fournisseur de la drogue (codépendant direct), en empêchant la conduite, évitant ainsi au sujet de prendre ses responsabilités (codépendant indirect), ou en considérant le toxicomane uniquement comme une victime (codépendant tolérant), etc. C'est en réalité tout le système qui est sous le régime de la dépendance.

Ces codépendances sont renforcées par une *familio-dépendance* (P. Angel), particulièrement réactivée à la période d'adolescence dans des familles centrées autour de l'*impératif de loyauté*[1]. Les phénomènes de familio-dépendance et de loyauté, qui s'expriment dans des

1. I. Boszormenyi-Nagy, « Psychothérapies familiales : aspects théoriques et pratiques », Paris, PUF, 1980.

systèmes familiaux « rigides », sont caractérisés par une opposition farouche aux désirs d'autonomisation de l'adolescent et à sa quête de relations exogamiques (soutenues par un *mythe endogamique* selon lequel la famille est comme consanguine, constituée sans aucun membre extérieur au « clan »). Tout processus d'individualisation est vécu comme une remise en cause de l'homéostasie familiale, et il est donc considéré comme menaçant ; le système familial agit comme un pôle d'attraction qui rend impossible toute évolution de l'individualité hors du cercle des relations familiales.

Le *double bind* dans lequel le jeune est impliqué renvoie à l'injonction du type : « sois autonome en restant près de nous, sois indépendant en rendant des comptes »[1]. L'adolescent se voit ainsi investi d'une mission impossible : acquérir sa liberté tout en restant aliéné à sa famille (ou à un des parents – par exemple pour le soutenir ou le soigner). Dans ce système, la dépendance légitime – et prescrit – le maintien de l'enfant « défaillant » au domicile, le symptôme servant à résoudre le dilemme de l'émancipation/dépendance en offrant une solution de compromis paradoxale, qui conduit à une forme de *pseudo-individuation* : la toxicomanie offre au sujet l'illusion d'une rupture et d'une individualisation vis-à-vis de sa famille, alors même que la fréquente mise à distance de l'autre sexe et des relations affectives lui interdit toute relation exogamique. Quand l'adolescent arrive à se détacher de sa conduite toxicomaniaque (trouve un travail, s'engage dans une relation amoureuse, etc.),

1. P. Angel, *Thérapie individuelle, chimiothérapie et thérapie familiale dans le cadre de la toxicomanie*, 2006. [En ligne] www.therapie-familiale.org/resonances/pdf/PierreAngel.pdf

il n'est pas rare de constater l'émergence d'un conflit parental ou d'une rupture dans l'homéostasie qui peut provoquer un éclatement familial (M.-D. Stanton).

Le trouble anorexique, qui déclenche des bouleversements importants dans la vie familiale – tout comme la toxicomanie – a également fait l'objet de nombreuses recherches qui ont conduit la plupart des auteurs à élaborer une typologie familiale relativement précise. La famille de l'anorexique se montrerait, par exemple, conformiste et sans conflits apparents (E. Nicot), affichant une union et une bonne entente de surface qui masqueraient des tensions et des conflits intenses, conflits non verbalisés afin de préserver l'unité familiale. Face à ces difficultés, l'enfant, directement impliqué par les parents, assurerait le rôle de médiateur ou de modérateur, instaurant d'emblée une confusion intergénérationnelle. Dans ce contexte, l'individualisation adolescente constituerait une menace pour la famille, les parents risquant de se retrouver seuls face à des conflits jamais abordés. La volonté de préservation de l'équilibre familial pousserait la famille à limiter, de manière inconsciente, l'autonomie de l'enfant-modérateur (par exemple en le maintenant dans une position d'enfant ou en dénigrant ses capacités) : le symptôme anorexique aménagerait une rébellion passive contre cette violence parentale qui consiste à maintenir l'adolescente au cœur du conflit de couple.

3. **Les thérapies systémiques de l'addiction.** – Les thérapeutes familiaux, réunissant des psychiatres, médecins, psychologues, travailleurs sociaux, infirmiers, etc., sont formés par l'École de Palo Alto et utilisent une série de techniques permettant de modifier et de réguler

le système relationnel de la famille dans son ensemble. Avec l'approche systémique, le groupe familial n'est plus réduit à un simple élément de contexte – mis à l'écart et plus ou moins culpabilisé, faisant l'objet de considérations négatives et de contre-attitudes de la part des équipes soignantes – mais intégré comme un « auxiliaire de traitement ». Un des premiers axes de travail pour le thérapeute est d'instaurer une alliance thérapeutique avec le groupe familial : le thérapeute doit s'intégrer au sein de la famille, ou plutôt créer un « système famille/thérapeute », qui favorise l'interaction avec chacun de ses membres. L'action du thérapeute consiste à formuler avant la séance une hypothèse basée sur les informations qu'il a sur le système de fonctionnement de la famille (concept d'hypothétisation ; M. Selvini), qui consiste par exemple à énoncer la présence d'un mythe familial. Outre sa fonction régulatrice, l'hypothèse permet également d'intégrer le thérapeute dans le système. Il s'agit, pendant la séance, de tester les hypothèses ; si celles-ci ne s'avéraient pas fécondes, le thérapeute énoncera une seconde hypothèse, jusqu'à ce que cette communication produise des effets sur le système. Il pourra ensuite formuler des recommandations pour améliorer les échanges et l'équilibre du groupe familial.

M.-D. Stanton et T.C. Todd ont, les premiers, développé des méthodes de thérapies familiales pour adolescents et jeunes adultes toxicomanes, dans lesquelles le thérapeute procède par la détection d'injonctions paradoxales, des recadrages contextuels, et une restructuration des frontières familiales. P. et S. Angel, notamment, ont poursuivi cette réflexion sur la prise en charge des sujets toxicomanes et de leurs familles, en insistant sur la nécessité d'instaurer de nouvelles formes d'organisation et de communication, avant même d'envisager la possibilité d'un sevrage. Si on observe dans un premier temps une forme de consensus familial marqué par le déni du symptôme addictif, la prise de conscience progressive de la gravité du trouble entraînera généralement une rupture dans l'équilibre familial et une demande de consultation (mais s'exprimant sur un mode paradoxal de changement sans modification de son fonctionnement) ; le sevrage favorisera l'apparition de nouvelles attitudes chez l'adolescent, lesquelles, engendrant de nouveaux degrés d'indépendance, pourront être une nouvelle fois perçues comme menaçantes pour l'équilibre de la famille.

## III. – Les thérapies cognitivo-comportementales

1. **Les modèles conceptuels comportementaux et cognitifs de l'addiction.** – Les théories comportementales, fondées sur les principes de la psychologie de l'apprentissage, issus de l'expérimentation animale et humaine, soulignent l'importance du *conditionnement* dans la conduite addictive. La théorie du conditionnement classique (V. Pavlov ; J. Watson) considère que l'apprentissage a lieu en raison de la contiguïté d'événements environnementaux que le sujet a tendance à associer quand ils se présentent dans un court laps de temps (à partir du célèbre exemple du chien de Pavlov). « L'apprentissage de l'alcoolisation », dans un bar, par exemple, serait issu de cette situation de conditionnement : dans une situation répétée où le stimulus conditionnel (la boisson alcoolisée) est couplé au stimulus inconditionnel (l'interaction sociale), la boisson alcoolisée induira par la suite à elle seule ce que le stimulus

inconditionnel provoquait lors des premières expositions, c'est-à-dire la satisfaction et la convivialité. Pour la *théorie du conditionnement opérant* (E. Thorndike), en revanche, l'apprentissage résulte des conséquences d'une action du sujet et de ses effets sur l'environnement : l'individu a tendance à répéter des actions qui lui paraissent avoir des conséquences bénéfiques ou qui lui permettent d'échapper à des situations désagréables. L'effet plaisant et agréable des drogues induirait ainsi un renforcement positif du comportement de consommation, et la consommation du toxique, en tant que renforcement négatif, supprimerait les tremblements du sevrage. La théorie de *l'apprentissage social* (A. Bandura), qui conjugue les deux modèles précédents en postulant l'interaction réciproque entre l'individu et son environnement, considère que l'apprentissage est principalement le résultat d'une imitation (processus de modelage). L'adolescence, impliquant le phénomène de modelage, serait une période sensible pour l'apparition des addictions, car en forte interaction avec ses pairs qui favorisent l'apparition (par imitation) et/ou le maintien de la conduite.

Les théories cognitives, quant à elles, consistent en une approche individuelle axée sur les processus cognitifs. Le sujet est conçu comme un système de traitement de l'information, dans l'ici et le maintenant d'une situation ; l'information est traitée en fonction de schémas acquis, lesquels, avec l'aide de processus cognitifs, transforment l'information en « événements cognitifs » (pensées, images mentales) qui interagissent avec les comportements. Les cognitions impliquent une compréhension de la connexion entre la cause et l'effet, entre l'action et la conséquence. Afin de comprendre et de traiter l'information, chaque sujet utilisera des « stratégies cognitives » ; dans cette optique, tout comportement inadapté serait le reflet et la conséquence d'une perturbation dans le traitement de l'information, amenant le sujet à prendre des décisions qui lui sont néfastes. Selon le modèle d'A-T. Beck, c'est un ensemble de pensées et de croyances qui vont alimenter le comportement addictif, avec, à l'origine, l'existence d'une pensée principale d'autodépréciation – du type « je suis fragile », « je suis incapable ». Ce système de pensée produirait une angoisse excessive, une humeur dysphorique, de la dépression ou le déploiement d'une agressivité qui, si elles ne provoquent pas directement la nécessité d'un apaisement par les drogues, activent des pensées en lien avec une sensation de besoin auxquelles vont s'associer les drogues. Le sujet, hyperattentif à ces sensations, penserait pouvoir trouver un soulagement dans les drogues.

Dans la perspective cognitive, la conduite addictive et son maintien résulteraient d'une séquence cognitive précise (A.-T. Beck et coll.). La « boucle cognitivo-comportementale » de l'addiction est d'abord déclenchée par un stimulus (par exemple la tristesse). Ce stimulus active un schéma cognitif de croyances anticipatoires (ex. : « on se sent moins triste avec un shoot »). Ce schéma dysfonctionnel met en œuvre des pensées automatiques (« un shoot me fera du bien »), prolongé par un impératif de soulagement (« le besoin est incontrôlable et doit être satisfait ») qui déclenchera l'envie compulsive de consommer. Enfin, l'anticipation du plaisir ou du soulagement conduit à une activation du besoin et de croyances permissives (« je le mérite » ou « juste un ne me fera pas de mal » ; « ça va pour cette fois ») qui légitime le comportement, pour aboutir à la consommation. L'addiction est ainsi une automédication de l'anxiété (ou de la dépression) et va s'installer comme un cercle vicieux en accentuant à son tour les problèmes médico-sociaux, augmentant l'anxiété et la dépression – dans une autoalimentation du système. Ce modèle de l'addiction repose également sur l'idée qu'il existe des facteurs de prédisposition pour l'usage des psychotropes (une faible tolérance à la frustration, une impulsivité, une intolérance à l'ennui, etc.).

2. **TCC et addictions.** – Les thérapies cognitivo-comportementales, comme leur nom l'indique, ont été élaborées à partir des approches cognitive et comportementale. Les thérapies cognitives, à la suite notamment des travaux de Beck sur la dépression, sont en effet apparues comme un complément nécessaire à l'approche comportementaliste pure en mettant l'accent sur l'importance des schémas préconscients de pensée chez l'être humain et la manière dont les schémas dysfonctionnels peuvent générer et/ou entretenir divers troubles mentaux et troubles du comportement.

Les TCC ont pour particularité d'agir directement, dans « l'ici et le maintenant » du symptôme, à l'aide d'exercices pratiques centrés aussi bien sur les comportements que sur les processus mentaux qui les accompagnent. La thérapie repose sur la prise de conscience des mécanismes mis en jeu dans le comportement d'une part, et d'autre part, sur les techniques qui permettent de remplacer le comportement pathologique par un comportement plus adapté. Le changement du comportement repose sur une technique de « restructuration cognitive », associée à la technique « d'entraînement aux habiletés sociales ». Les techniques visent d'abord explicitement à modifier les interactions entre l'individu et son environnement, que ce changement concerne directement l'environnement, ou les réactions-comportements de l'individu face à cet environnement. Tout processus interne est modifiable par l'application des principes issus de la théorie de l'apprentissage et donc, par le « déconditionnement » : les thérapeutes invitent les patients à mettre en place de nouveaux comportements, directement dans l'environnement qui leur pose problème – la confrontation directe avec les situations réelles est précédée de l'entraînement à ces nouveaux comportements dans le bureau du thérapeute. Chaque individu possédant sa propre constellation cognitive, l'objectif de la thérapie est également de distinguer les schèmes, les étapes qui se déroulent dans les processus de traitement de l'information du patient afin de l'aider à dépasser son sentiment d'impuissance et lui permettre d'acquérir des techniques lui permettant de contrôler ou de modifier son comportement. La mise en place d'une thérapie est donc basée sur la découverte progressive et la mise à l'épreuve empirique des croyances du sujet, afin de modifier profondément son système de pensée. L'approche cognitive doit permettre de traiter les problèmes sous-jacents aux troubles (dépression, anxiété, troubles de la personnalité). Le thérapeute tentera ainsi d'aider son patient à modifier ses attentes positives et négatives.

Les TCC ont établi un modèle d'application pour les troubles addictifs. Une première phase de recueil de données, avec l'évaluation du comportement addictif (quantification de la dépendance, repérage des composantes cognitives et émotionnelles entourant la conduite addictive, etc.), permet de déterminer le « cycle addictif » et d'étudier les conséquences sur l'environnement et le patient. Cette première phase peut être complétée par des tests, questionnaires ou échelles spécifiques. La thérapie consiste ensuite à identifier les stimuli pièges (lieux, ambiances, personnes ou rituels attachés au comportement de dépendance), puis à informer le patient des mécanismes de la dépendance, avec, en fonction des situations, un éclaircissement sur les mécanismes physiologiques en jeu. La mise à jour de mécanismes cognitifs particuliers (principes erronés, fausses croyances, distorsions cognitives comme le déni, par exemple) permettra de mettre en évidence chez le sujet la dissonance cognitive qui découle de la contradiction entre ses croyances et son comportement. Un travail de « restructuration cognitive » (affirmation de soi, entraînement à l'autocontrôle comportemental et à la responsabilisation) visera ensuite le renforcement d'un « lieu de contrôle » interne et « l'apprentissage » de comportements et conduites adaptés, incompatibles avec l'addiction.

3. **Le modèle cognitivo-comportemental : l'exemple du jeu pathologique.** – L'approche cognitivo-comportementale du jeu se réfère en premier lieu aux théories de l'apprentissage de B. Skinner : le symptôme est une réponse inadaptée et acquise. Le gain est ici la principale motivation du joueur ; le succès initial encourage la tendance au jeu ; dans les premiers temps, le renforcement se produit, le joueur gagne et a envie de continuer. Il augmente alors ses enjeux. « Une fois programmé, même si les récompenses sont rares, le joueur s'acharnera à dépenser toute son énergie et son argent

pour faire fonctionner le système. »[1] Le « gros coup » représente ainsi un renforcement positif puissant : l'appât du gain constitue un renforcement déterminant dans le maintien du comportement pathologique et correspond à la quête d'un certain état d'excitation psychologique et physiologique. Les travaux de R. Ladouceur et ceux de M. G. Dickerson ont ainsi montré de manière expérimentale que la prise de risque financier à la roulette chez les joueurs dépendants augmente avec la durée du jeu, selon une courbe typique d'apprentissage : plus on joue, plus on a tendance à jouer, surtout si on perd. Il existerait donc une « résistance à l'extinction » du comportement et ce, malgré les pertes : les dépendants restent convaincus qu'ils vont gagner – alors que les sujets non dépendants ont tendance à réduire le rythme de leurs mises dès lors qu'ils perdent, en raison de l'absence de renforcement positif (extinction du comportement).

Du point de vue cognitif, une série de fausses croyances est déterminante dans le maintien du comportement : illusion de la maîtrise du hasard (calculs obscurs obéissant à une logique irrationnelle, hypothétiques lois des séries ou affinités de numéros), croyances sur la manière de jouer (par exemple, aux machines à sous, lente, rapide, avec un certain type de mouvements), sur la capacité de prédiction du moment du gain, ainsi que des croyances indiquant que le joueur mérite de regagner l'argent perdu (M. G. Dickerson).

R. Ladouceur a proposé la mise en place d'un programme de soin en quatre étapes, avec une phase

1. R. Ladouceur, « La psychologie des jeux de hasard et d'argent », *Quoi de neuf ?*, XXII, 2000.

initiale qui a pour but d'informer sur ce qu'est réellement un jeu d'argent, afin de tenter de corriger ou d'annuler les croyances erronées (il n'existe aucune loi des séries, aucune stratégie, le jeu étant conçu pour avantager le propriétaire ou l'État). Une phase de « restructuration cognitive » apprend ensuite au joueur à verbaliser ses pensées sur le jeu et le hasard, reprises et « corrigées » une à une par la confrontation à la réalité et au raisonnement logique. Le stade suivant a pour but d'apprendre au joueur à résister aux sollicitations et à refuser les situations de jeu (« réduction des stimuli du jeu »). Enfin, après la période de sevrage, le joueur est soutenu pour éviter les rechutes (solitude, stress, etc.) et réduire ses états émotionnels négatifs (dépression, anxiété...), parfois à l'aide de traitements médicamenteux.

4. **La recherche de sensation : un facteur neuropsychocomportemental.** – La notion de « recherche de sensations » a été définie par M. Zuckerman. Caractérisée par le besoin d'expériences nouvelles et complexes, en lien avec la nécessité de maintenir un niveau optimum élevé d'activation cérébrale, elle serait un trait comportemental typique et commun à l'ensemble des pathologies addictives. Une échelle d'évaluation – l'échelle SSS *(sensation seeking scale)* –, dans sa première forme, fut construite pour mesurer les différences individuelles dans ce niveau optimum d'activation recherché en situation d'isolation sensorielle. Constituée d'items impliquant, par exemple, la prise de risques, elle distingue les sujets HS *(high sensation seeker)*, aux scores élevés et les sujets LS *(low sensation seeker)*. De façon générale, les sujets addictés

(alcooliques, toxicomanes, joueurs pathologiques) présenteraient ainsi un profil dit « HS ».

Par la suite, cette notion de recherche de sensation a révélé une dimension hétérogène, et plutôt définie comme un *facteur neuropsychocomportemental*, en lien à la fois avec certains traits de personnalité et à des éléments psychophysiologiques. Des études menées ont ainsi montré une corrélation avec certains types de personnalité (questionnaire d'Eysenck) et, parmi elles, le type extraverti (les « sous-activés chroniques »), à la recherche de stimulations intenses et variées, augmentant le niveau d'activation corticale jusqu'à la perception d'expériences de plaisir ou de bien-être. Une corrélation a pu être également établie entre les pathologies addictives (avec ou sans prise de substance) et certains troubles de la personnalité, dont la psychopathie, la pathologie dépressive, les gestes suicidaires à répétition et l'ensemble de conduites à risque. Dans cette perspective, l'association fréquente des personnalités et comportements psychopathiques et pathologies dépressives avec les comportements addictifs serait donc expliquée par la recherche de sensation, concept qui leur est commun. Par ailleurs, une relation a été établie entre la recherche de sensation et la recherche de stimulations, le niveau d'activation corticale, et le système limbique de récompense, régulé par les neurotransmetteurs catécholaminergiques (dopamine et noradrénaline), association qui a permis à M. Zuckerman de proposer un modèle biologique de la recherche de sensations. Autour de ce modèle peuvent ainsi s'articuler les données neurobiochimiques, psychophysiologiques et comportementales – conférant à l'addiction une unité étiopathogénique (origine du trouble).

## IV. – Le traitement médical des addictions

**1. Aspects neurobiologiques de l'addiction : la tolérance et la sensibilisation.** – Le cerveau constitue un ensemble complexe de circuits neuronaux, organisés en réseaux, qui traitent les entrées sensorielles, les relaient jusqu'au cortex, pour ensuite les traduire en sorties comportementales ou psychiques. En fonction de chaque situation vécue par le sujet, certains réseaux neuronaux et structures cérébrales sont sélectionnés par un ensemble de neurones modulateurs, comprenant les neurones sérotoninergiques, noradrénergiques et dopaminergiques. Parmi ces neurones, les cellules dopaminergiques tiendraient le rôle de modulateur final des sorties motrices ou psychiques.

Bien que minoritaires, ce sont ces cellules modulatrices qui sont la principale cible de la plupart des produits psychotropes : en se fixant sur des sites cérébraux particuliers, les substances psychoactives miment l'action des neuromédiateurs naturels (les sites de la douleur ou du plaisir sont, par exemple, des lieux du système nerveux où se fixent les molécules de substances opiacées). Les drogues, en activant ou inhibant de façon artificielle certaines cellules nerveuses réceptrices, sont ainsi de « fausses clés » pour les récepteurs du cerveau et constituent une sorte de piratage des réseaux en utilisant leurs récepteurs.

Dans les mécanismes de dépendance, le système dopaminergique serait impliqué dans le fonctionnement d'un ensemble neuronal particulier, dit « circuit de la récompense », qui relaie toutes les informations externes et internes de l'organisme et permet au sujet de reconnaître l'existence de satisfactions potentielles de toutes sortes : nourriture, chaleur, plaisir sexuel, mais aussi la vigilance. Ce circuit de la récompense serait une sorte de « baromètre » indiquant à l'individu l'état physique et psychique dans lequel il se trouve. Les neurones dopaminergiques ne font pas partie à proprement parler du circuit de la récompense, mais leur activation stimule ce circuit et provoque une sensation de satisfaction. Ce serait la modification des circuits dopaminergiques qui constituerait la base physiologique des addictions (G. Di Chiara et A. Imperato) – bien que d'autres neuromodulateurs, comme la sérotonine et la noradrénaline, ainsi que les interactions des neurones qui libèrent ces neurotransmetteurs, puissent également avoir un rôle majeur (J.-P. Tassin). Tous les produits déclencheurs de la dépendance augmentent la libération de dopamine dans une structure sous-corticale, le noyau *accumbens*.

Les substances qui ont la capacité de bouleverser ces échanges biochimiques entre neurones modifient la biosynthèse des neurotransmetteurs, sa libération par le neurone, agissent sur les récepteurs postsynaptiques et sur les enzymes qui vont dégrader le neurotransmetteur ou sa recapture par les terminaisons des récepteurs présynaptiques. Au sein d'une synapse, les modalités d'action d'une drogue sont extrêmement variables et très complexes. Schématiquement, les substances psychoactives peuvent être divisées en trois catégories : celles qui amplifient l'action du neurotransmetteur en renforçant l'action de la dopamine (psychostimulants : cocaïne, amphétamines), celles qui bloquent l'action du neurotransmetteur (morphiniques) et les systèmes mixtes (opiacés).

Les drogues ont donc en commun la mise en jeu de neurones dopaminergiques et du système de récompense, qui provoque des effets de plaisir et d'euphorisation – bien qu'en dehors de ces aspects communs, il existe d'autres mécanismes neurochimiques spécifiques pour chaque substance (hypervigilance, apaisement, etc.). Ce faisant, elles induisent des processus de *sensibilisation*, de *tolérance* et donc de dépendance. Si l'administration répétée entraîne un effet hédonique, cet effet s'amenuise au cours du temps, l'effet devenant de plus en plus faible. Ce phénomène de *tolérance*, caractérisé par une diminution des effets euphorisants ou calmants provoqués par une même dose, constitue la base de la dépendance physiologique : lors de l'arrêt de la prise de substance, le sujet éprouvera la sensation inverse au plaisir que provoquait la drogue. Apparaît alors l'effet de « manque » et le symptôme de sevrage. La tolérance serait le résultat d'un double processus : l'érosion progressive des sensations agréables serait due au fait que l'organisme produit le processus inverse, le cerveau produisant, secrétant en quelque sorte de la souffrance *(théorie des processus opposants)*[1]. Ce processus serait identique pour les addictions sans drogues : le plaisir extrême des premiers temps n'existe plus, mais l'idée même de sevrage est cause de souffrance (S. Peele). Dans ce modèle de la tolérance, la dépendance s'explique comme le passage du plaisir au besoin : alors que la drogue (ou la conduite) ne provoque plus d'effet subjectif de plaisir, le sujet poursuivra sa conduite pour contrer les souffrances de la privation. Ce phénomène rend compte de la présence d'une homéostasie dans

1. R. L. Solomon, J. D. Corbit, « An Opponent-Process Theory of Motivation », *Psycho. Rev*, 81, 1974.

le cerveau et de la mise en jeu de différents systèmes adaptatifs faits de compensations et d'opposition aux déséquilibres produits par la prise répétée d'une drogue (notamment la mise en jeu de peptides anti-opioïdes qui vont masquer les effets de la substance et amener le sujet à élever les doses pour retrouver ces mêmes effets). L'état de manque viendrait ainsi traduire ces processus de compensation par les symptômes contraires à ceux générés par la substance.

Un second mécanisme, quasiment inverse, a été mis en évidence par les neurophysiologistes et la neurobiologie expérimentale pour rendre compte du fait que, dans certains cas, les prises initiales de drogues font moins d'effet que les suivantes – par exemple avec la cocaïne, ou encore de la première cigarette, rarement plaisante. Ce *phénomène de sensibilisation* a surtout été étudié pour rendre compte du *craving*, cette impulsion irrésistible à reprendre de la drogue, même après une longue période d'abstinence : avec la reprise de la consommation, le sujet retrouve la puissance hédonique que la drogue avait acquise, comme s'il y avait eu une mise en mémoire. Un phénomène de mémorisation biologique serait ainsi à l'origine de l'augmentation des effets produits par les drogues. On peut noter que cette sensibilisation n'est pas uniquement provoquée par des substances, mais aussi par certaines interactions sociales (le stress par exemple). Si la tolérance est un mécanisme nécessaire pour rendre compte des phénomènes de sevrage physiques, particulièrement dans la dépendance aux opiacés (héroïne), le phénomène de sensibilisation tend à rendre compte de l'impulsion particulière aux usagers d'excitants (cocaïne).

2. **Le sevrage et les traitements de substitution.** L'arrêt de la conduite addictive conduit généralement à une modification comportementale avec des répercussions physiologiques et psychologiques appelées *syndrome de sevrage*. Ce syndrome se caractérise par un certain nombre de symptômes neurologiques, neuropsychiques et métaboliques ; les symptômes observés pendant le sevrage sont souvent opposés à ceux observés en cas d'intoxication avec la substance. L'objectif des traitements de substitution, qui reposent sur l'administration d'une substance ayant une activité pharmacologique similaire à celle du psychotrope, sera de prévenir ces symptômes, en diminuant progressivement ou en stabilisant la consommation de drogues, stabilisation qui permettra à l'usager de retrouver un début d'insertion sociale, ainsi qu'un suivi psychologique et social. Il s'agit souvent de traitements à long terme, avec un objectif d'abstinence – et dans certains cas, une indication à vie.

L'indication spécifique pour le traitement des pharmacodépendances liées aux opiacés reste l'utilisation de la méthadone (1995) ou du Subutex® (1996). Les personnes traitées par ces produits de substitution doivent avoir un suivi adapté – soit en centre spécialisé en toxicomanie pour la méthadone, soit par un médecin et une pharmacie référente pour le Subutex®. Ce sont des morphiniques au profil spécifique, caractérisé par une longue durée d'action qui facilite la stabilisation des posologies. La méthadone, qui entraîne une dépendance importante, liée à une forte imprégnation des récepteurs, est progressivement remplacée par le Subutex®, qui occasionne une dépendance moindre et des risques de surdosage quasi nuls (sauf en cas d'association médicamenteuse). Toutefois, l'absence de pouvoir euphorisant de ces traitements de substitution peut amener le toxicomane à abandonner le traitement ou à utiliser des produits stimulants (en particulier l'alcool). Ces traitements doivent permettre la prise en charge des difficultés psychologiques, médicales et sociales des patients et nécessitent un projet thérapeutique global spécifique.

# BIBLIOGRAPHIE

Abraham Karl, « Les relations psychologiques entre la sexualité et alcoolisme » (1908), *Œuvres complètes*, t. I (1907-1914), Paris, Payot, 1989.

Adès Jean, Lejoyeux Michel, *Les Conduites alcooliques et leur traitement*, Paris, Doin, 1996.

– *Encore plus ! Jeu, sexe, travail, argent*, Paris, Odile Jacob, 2001.

– *La Fièvre des achats*, Paris, Le Seuil, 2002.

Angel Sylvie et Pierre, *Les Toxicomanes et leurs familles*, Paris, Armand Colin, 2003.

Assoun Pierre-Laurent, « Le briseur de souci ou l'indépendance toxique », in *L'Inconscient toxique*, (sous la dir. de M. Zafiropoulos, C. Condamin, O. Nicolle), Paris, Economica, 2001, p. 91-118.

Aulagnier Piera, *Les Destins du plaisir*, Paris, PUF, 1979.

Bergeret Jean (dir.), *Le Psychanalyste à l'écoute du toxicomane*, Paris, Dunod, 1981.

– *La Dépression et les états limites*, Payot, 1992.

Bergler Edmund, *Psychology of Gambling*, New York, Hill & Wang, 1957.

Brun Anne, *Henri Michaux ou le Corps halluciné*, Paris, Sanofi-Synthélabo, 1999.

Brusset Bertrand, *Psychopathologie de l'anorexie mentale*, Paris, Dunod, 1998.

– « Dépendance addictive et dépendance affective », *Revue française de psychanalyse*, 2/2004, p. 405-420.

Carnes Patrick, *Out of the Shadows: Understanding Sexual Addiction*, Minneapolis CompCare, 1983.

Charles-Nicolas Aimé, « Addiction : passion et ordalie », *Le Psychanalyste à l'écoute du toxicomane* (sous la dir. de Jean Bergeret), Paris, Dunod, 1981.

Clavreul Jean, « La parole de l'alcoolique », *La Psychanalyse*, n° 5, 1959, p. 257-280.

Corcos Maurice, Flament Martine, Jeammet Philippe, *Les Conduites de dépendance. Dimensions psychopathologiques communes*, Paris, Masson, 2003.

Decobert Simone, Kestemberg Évelyne et Jean, *La Faim et le Corps*, Paris, PUF, 1977.

De M'uzan Michel, *La Bouche de l'inconscient*, Paris, Gallimard, 1994.

Descombey Jean-Paul, *L'Économie addictive, alcoolisme et autres dépendances*, Paris, Dunod, 2005.

– « L'alcoolisme, continent noir de la psychanalyse ? », *Revue française de psychanalyse*, 2004/2, p. 561-579.

De Mijolla Albert, Shentoub Salem A., *Pour une psychanalyse de l'alcoolisme*, Paris, Payot, 1973.

Fenichel Otto, *Théorie psychanalytique des névroses* (1945), Paris, PUF, 1974.

Ferenczi Sándor. (1911) « L'alcool et les névroses », *Psychanalyse IV : 1927-1933*, Paris, Payot, 1982.

Fouquet Pierre, « Réflexions cliniques et thérapeutiques sur l'alcoolisme », *L'Évolution psychiatrique*, 16/2, 1951, p. 231-251.

Freud Sigmund, « Esquisse d'une psychologie scientifique » (1895), *Naissance de la psychanalyse*, Paris, PUF, 2002, p. 309-396.

– « Traitement psychique » (1890), *Résultats, idées, problèmes I*, Paris, PUF, 1998.

– « Le rôle de la sexualité dans l'étiologie des névroses » (1898), *Résultats, idées, problèmes I*, Paris, PUF, 1998.

– « Sur le plus commun des rabaissements de la vie amoureuse. Contributions à la psychologie de la vie amoureuse » (1912), *La Vie sexuelle*, Paris, PUF, 1997, p. 55-65.

– « Dostoïevski et le parricide » (1927), *Résultats, idées, problèmes II*, Paris, PUF, 1998.

– (1930) *Le Malaise dans la culture*, Paris, PUF, 2004.

Glover Edward, « On the Aetiology of Drug-Addiction », *International Journal of Psychoanalysis*, 1932, XIII, p. 298-328.

Gantheret François, « La haine en son principe », *Revue française de psychanalyse*, 1986/33, p. 63-73.

Goodman Aviel, « Addiction: Definition and Implications », *British Journal of Addiction*, 1990, 85, p. 1403-1408.

Gutton Philippe, « Pratiques de l'incorporation », *Adolescence*, II, 1984, p. 315-338.

Horel Stéphane, Lentin Jean-Pierre, *Drogues et cerveau*, Paris, Panama, 2005.

Jacquet Marie-Madeleine, Rigaud Alain, « Émergence de la notion d'addiction : des approches psychanalytiques aux classifications psychiatriques », *Les Addictions* (sous la dir. de Sylvie Le Poulichet), Paris, PUF, 2000, p. 10-66.

– « Propos critiques sur les notions d'addiction et de conduites de dépendance – entre lieu commun et chimère », *Dépendance et conduites de dépendance* (sous la dir. de Daniel Bailly et Jean-Luc Venisse), Paris, Masson, 1994, p. 38-60.

Jeammet Philippe, « Psychopathologie des conduites de dépendance et d'addiction à l'adolescence », *Cliniques méditerranéennes*, 47/48, 1995, p. 155-175.

– « Les conduites addictives, un pansement pour la psyché », *Les Addictions* (sous la dir. de Sylvie Le Poulichet), Paris, PUF, 2000, p. 93-108.

Ladouceur Robert, « La psychologie des jeux de hasard et d'argent », *Quoi de neuf ?*, XXII, 2000, p. 15-17.

Laplanche Jean, *Vie et mort en psychanalyse*, Paris, Flammarion, 1970.

Le Poulichet Sylvie, *Toxicomanies et psychanalyse*, Paris, PUF, 1987.

– « De la "substance psychique" au paradigme de l'addiction », *Les Addictions* (sous la dir. de Sylvie Le Poulichet), Paris, PUF, 2000, p. 121-132.

Lesourne Odile, *Le Grand Fumeur et sa passion*, Paris, PUF, 1984.
Marinov Vladimir (dir.), « Introduction », *Anorexie, addictions et fragilités narcissiques*, Paris, PUF, 2001, p. 7-11.
Mcdougall Joyce, *Plaidoyer pour une certaine anormalité*, Paris, Gallimard, 1978.
– *Théâtres du Je*, Paris, Gallimard, 1982.
– « L'économie psychique de l'addiction », *Anorexies, addictions et fragilités narcissiques* (sous la dir. de Vladimir Marinov), Paris, PUF, 2007, p. 11-36.
Monjauze Michèle, *Comprendre et accompagner le patient alcoolique*, Paris, in Press, 2001.
Morel Alain, *Prévenir les toxicomanies*, Paris, Dunod, 2000.
Morel Alain, Hervé François, Fontaine Bernard, *Soigner les toxicomanes*, Paris, Dunod, 2003.
Olivenstein Claude, *Destin du toxicomane*, Paris, Fayard, 1984.
Pedinielli Jean-Louis, « Statut clinique et épidémiologique du concept d'addiction. Intérêt et limites », *Les Nouvelles Addictions*, (sous la dir. de Jean-Luc Venisse), Paris, Masson, 1991.
– « Corps et dépendance », *Dépendance et conduites de dépendance* (sous la dir. de Daniel Bailly et Jean-Luc Venisse), Paris, Masson, 1994.
Pedinielli Jean-Louis, Rouan Georges, Bertagne Pascale, *Psychopathologie des addictions*, Paris, PUF, 1997.
Pedinielli Jean-Luc, Rouan Georges, « Les logiques de l'addiction », *Les Addictions* (sous la dir. de Sylvie Le Poulichet), Paris, PUF, 2000, p. 80-92.
Peele Stanton, *Love and Addiction*, New York, Taplinger, 1975.
Perrier François, « Thanatol. Un déni de soi donné à soi-même », *Le mont Saint-Michel*, Paris, InterÉditions, 1973, p. 201-227.
Pirlot Gérard, *Psychanalyse des addictions*, Paris, Armand Colin, 2009.
Tostain René, « Le joueur. Essai psychanalytique », *Le Temps d'aimer*, Paris, Denoël, 1988.
Rado Sándor, « La psychanalyse des pharmacothymies », *Revue française de psychanalyse*, 1975/4, p. 603-618.
Rosenfel Herbert, « La toxicomanie », *États psychotiques*, Paris, PUF, 1976.
Smadja Claude, « À propos des procédés autocalmants du Moi », *Revue française de psychosomatique*, 1993, 4, p. 9-26.
Szwec Gérard, *Les Galériens volontaires : essais sur les procédés autocalmants*, Paris, PUF, 1998.
Valleur Marc, « Les chemins de l'ordalie », *Topique*, 2009/2, n° 107, p. 47-64.
Valleur Marc, Bucher Christian, *Le Jeu pathologique*, Paris, PUF, « Que saisje ? » 1997.
Valleur Marc, Matysiak Jean-Claude, *Les Nouvelles Formes d'addictions. L'amour. Le sexe. Les jeux vidéo*. Paris, Flammarion, 2004.
– *Les Addictions : panorama clinique, modèles explicatifs, débat social et prise en charge*, Paris, Armand Colin, 2006.
Winnicott Donald Woods, *Jeu et réalité : l'espace potentiel*, Paris, Gallimard, 1975.

Zafiropoulos Markos, *L'Inconscient toxique. Surmoi, dépendances et figures du cauchemar*, in *L'Inconscient toxique* (sous la dir. de Markos Zafiropoulos, Christine Condamin, Olivier Nicolle), Paris, Anthropos, 2001, p. 3-14

Zuckerman Marvin, « Sensation Seeking: a Comparative Approach to a Human Trait », *Behavioral and Brain Sciences*, 1984, 7, p. 413-471.

TABLE DES MATIÈRES

Mis en pages et imprimé en France
par JOUVE
1, rue du Docteur Sauvé, 53100 Mayenne
mars 2011 - N° 647648A

JOUVE est titulaire du label imprim'vert®